本书系浙江省社科联社科普及课题
《医者父母心，养者百家幸——浙江省医养护一体化服务质量提升机制的研究》(21KPD03YB) 成果
2023年浙江省高等学校国内访问学者教师专业发展项目
《数智时代下的养老服务需求精准管理的实现路径分析》（FX2023076）成果

医养护一体化
服务质量提升机制研究

陈育蕾 著

 化学工业出版社

·北京·

内容简介

本书从医养护一体化服务内容入手，由直接的受众——居民，针对医养护一体化的 SE-RVQUAL 模型的十个维度进行服务质量评价。从服务评价中找到医养护一体化的服务不足，解决当下医养护服务质量问题。从医疗行业层面上，推动医疗服务产业的发展，提升了医疗企业的核心竞争力。同时，针对医养护一体化服务内容，用顾客价值理论和 SERVQUAL 模型的可靠性、反应性、胜任性、接近性、礼貌性、沟通性、信用性、安全性、了解性和有形性建立服务质量指标体系，对需求度和满意度进行排序，并进行神经网络分析，应用神经网络进行主要因素筛选。

本书适用于管理科学与工程、工商管理、企业管理等专业本科生和研究生教学，也可做质量管理企业相关人员的培训教材或参考书。

图书在版编目（CIP）数据

医养护一体化服务质量提升机制研究/陈育蕾著. —北京：
化学工业出版社，2023.8
ISBN 978-7-122-43463-0

Ⅰ.①医… Ⅱ.①陈… Ⅲ.①卫生服务-质量管理-
研究-中国 Ⅳ.①R197.1

中国国家版本馆 CIP 数据核字（2023）第 084737 号

责任编辑：张　蕾　　　　　　　　　　　　装帧设计：史利平
责任校对：宋　夏

出版发行：化学工业出版社（北京市东城区青年湖南街 13 号　邮政编码 100011）
印　　装：北京天宇星印刷厂
710mm×1000mm　1/16　印张 9½　字数 168 千字　2023 年 12 月北京第 1 版第 1 次印刷

购书咨询：010-64518888　　　　　　　　　　售后服务：010-64518899
网　　址：http://www.cip.com.cn
凡购买本书，如有缺损质量问题，本社销售中心负责调换。

定　　价：80.00 元

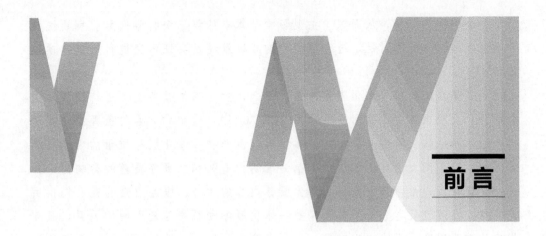

前言

　　"十四五"时期是中国特色养老服务体系建设的窗口期，也是积极应对人口老龄化国家战略的规划布局期。推动养老产业协同发展，构建居家社区机构相协调、医养护一体化的养老体系应该如何构造？

　　"十四五"时期应以提升和完善养老服务承载能力为重点，以老年人需求为导向，拓展社区医疗养老服务项目，完善社区养老服务体系，打造老年人"家门口"的完整养老服务闭环，增强老年人的获得感、幸福感。

　　近年来，各省推进家庭型医养护一体化服务，以各社区卫生服务中心为基础，实施"健康诊疗、家庭病床、双向转诊"等医疗服务，一定程度上解决居民的服务需求与医养护一体化服务发展不平衡不充分的矛盾。

　　基于上述情况，本书回答了三个问题问题：第一，医养护一体化服务质量的内涵如何界定？体系如何构成？第二，医养护一体化服务质量评价的方法，模型如何构建？评价体系如何确定？评价的量表如何开发？第三，医养护服务质量评价结果，对医养护服务质量提升有何价值？

　　本书从三个方面阐述了医养护一体化理论及评价体系等内容，第一个方面提出理论研究框架，将顾客价值理论引入医养护理论，并融合公共服务质量评估理论重新构建立体的医养护指标体系是一个新的视角和尝试，也是一个关键的科学问题。公共服务质量评估理论为医养护提供了价值观和最终目标制度的支持，顾客价值理论提供了医养护内容和要素的分析框架。因而，需要对以上理论进行融合，放在同一目标体系和概念界定下厘清医养护的研究框架，形成更为完整的理论支持体系。第二个方面构建可持续性服务质量评价体系，对于医养护而言，SERVQUAL理论十个维度的深入剖析，构建科学的评价指标体系是本项目的第二个科学问题。第三个方面引入聚类分析对医养护一体化服务质量的影响因素分析，从而减少主观影响是本书的第三个科学问题。需要进一步阐明方法应用的可行性，进行模型的构建以及通过实证研究进行验证和模型修订。

本书界定医养护一体化服务的核心概念，对医养护服务进行可持续性的综合评价，发现服务存在的问题，运用 SERVQUAL 模型和顾客价值理论，构建提升医养护一体化服务质量模式，寻找影响医养护一体化服务质量的因素。具体分解成以下两大目标：①从十个服务维度构造医养护服务质量的影响因素并进行实证验证，为将来医养护一体化服务内容的改进、服务质量的提升提供决策依据。②通过聚类分析知晓医养护一体化服务和影响因素之间的关系，服务指标的重要程度。为城市医养护一体化提升机制的研究提供新的视角和理论补充，并提出相关的意见与建议。

感谢在本研究中提供帮助的医院、社区、学校和同学、老师以及不曾谋面的热心人士，没有大家的协助就没有本书的研究成果，衷心感谢各位的帮助！特别感谢陈梦铃、方萍、王犇、徐敢城、杨倩、袁艺窈、沈钰滢、蔡瑶瑶、郑珂、夏梦倩、胡梦超、芦雨薇、田舒媚、许洁晨、黄俊超、林蓓园等的帮助。

著 者
2023 年 8 月

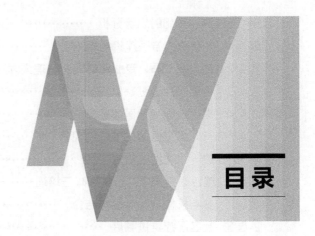

目录

1.1 问题的提出

1.1.1 研究背景

（1）观往昔：医养护一体化服务是长期的民生焦点

近年来"医疗"一直都是社会热词，医患关系、新医改等问题吸引了社会的极大关注。2014年，除了新医改之外，还出现了一个新热词"医养护一体化"，确切地说应该是"医养护一体化智慧医疗服务"，它是综合利用各方面资源，因地制宜地推行医疗、养老、护理一体化健康服务的新模式。

在过去，医疗机构和养老机构相互独立、自成系统，养老院不方便就医，医院内又不能养老，医疗与养老的分离不仅耽误治疗，更加剧了医疗资源的紧张。习近平总书记指出，中国特色社会主义进入新时代，我国社会主要矛盾转化为人民日益增长的美好生活需要和不平衡不充分的发展之间的矛盾。良好的医疗健康服务一直是人民生活所向往的，但服务资源的不平衡不充分导致医疗健康服务难以满足居民的需求。

预计到2030年，我国60岁及以上人口占比将达到25%左右，养老模式向新型模式转变，全力打造"文化养老、文娱养老、精神养老、健康养老"四大功能于一体的智能养老机构。

自2015年杭州市正式实施集医疗、养老、康复护理为一体的医疗服务形式以来，这项利国利民的医疗改革吸引了众多专家学者的注意。本课题组围绕医养护一体化服务展开了多方位的研究，医养护一体化服务涵盖医疗、养老、护理三项民生问题，包含签约服务、智慧医疗等多项服务内容。并根据提供服务的主体分为机构型医养护一体化服务、家庭型医养护一体化服务和日托型医养护一体化服务。本课题组从杭州市医养护一体化服务的签约服务开始研究。针对签约服务提出可持续发展对策，做到知民情、汇民智、解民忧。进而对杭州市"智慧养老"问题进行深入探讨，获知杭州市智慧养老供需不匹配，实际效果不明显等结论。而在过往的研究中，侧重点都在于医养护一体化服务的整体，且着重对养老问题进行分析。之后将研究的范围从杭州市扩展到整个浙江省，并对三个提供服务的主体：机构型医养护一体化服务、家庭型医养护一体化服务和日托型医养护一体化服务进行研究，探究浙江省医养护一体化服务质量的影响因素。结合社区卫生服务中心（站）、养老机构提供的服务内容和浙江省社区居民对各项服务的需求，分析浙江省医养护一体化服务对社区居民在医疗、养老、护理三方面的效益。

（2）谈现状：浙江省打造医养护一体化服务网络

2019 年 10 月，国家卫生健康委同国家发改委、教育部等八部门联合印发《关于建立完善老年健康服务体系的指导意见》，政府需完善政策法规，引导"互联网＋老年健康"服务发展。"互联网＋老年健康"服务是互联网技术与老年健康服务相融合的创新业态，能为老年健康服务提供有力支撑，更好满足老年人的健康服务需求。

"互联网＋"在养老服务产业中尚处于初级阶段，存在行业分散、不集中、连接性差，忽略具体功能的运用和转化，重视操作平台功能演示，忽视线下"服务链"基础平台打造等诸多问题。2022 年，浙江省扩大签约服务供给、丰富服务内容、优化服务方式、完善保障机制，利用数字赋能提高服务效率，为更多居民提供连续、综合、精细化的服务项目，让广大居民享有更普惠、更优质的卫生健康服务。

医养护一体化服务网络利用现代信息网络技术对老年人的护理过程及心理、生理数据收集后进行老年综合系统评估，根据评估结果及家庭支持情况提供不同的照护服务，同时利用大数据实现远程会诊和双向转诊，实现医院、区域医疗中心、居家照护的信息共享及无障碍闭环转诊服务。

本课题组成员根据走访各社区卫生服务中心、医疗养老机构、综合医院的调查得知，签约服务是通过社区卫生服务中心或医疗养老机构在本年与社区居民签约下一年的医养护一体化服务协议进行的。近几年里，随着医养护一体化服务的发展，签约居民人数逐年增长。2021 年底，浙江省家庭医生签约服务人数 2449.23 万人，家庭医生高达 2.7 万人，全省 42.7％的常住居民拥有了自己的家庭医生，十类重点人员签约 1794.8 万人，比 2020 年增加 103.5 万人，重点人群签约率达 86.58％。浙江省签约服务模式和两慢病改革等经验在全国推广，基本公共卫生服务项目考核连续 5 年全国第一。

浙江省组织各种全科医生培训，促使全科医生数量增长，目前达到 2.7 万，全科诊疗服务日新月异。智慧医疗理念深入，居民健康管理更加有序。医养护一体化服务在浙江省各市范围内逐步开展，社区卫生服务中心、各类医疗养老护理机构与综合医院的联系更加紧密。

浙江省积极响应国家精神，努力探索医养结合养老服务模式。2015 年，浙江省开始实施医养护一体化新型医疗服务模式，吸引了广大居民的积极参与，签约人数也在不断地增加。但是，"医养护一体化"目前仍然处于初步发展阶段，服务内容涵盖"医疗、养老、护理"多个方面，服务主体涉及医院、社区、机构等，在一定程度上难以保证其服务质量，因此迫切需要服务质量评估和管理来推动其服务质量的提高。

（3）望前景：人民健康需求与医疗服务质量齐增长

在实现"两个一百年"奋斗目标的历史进程中，发展卫生健康事业同国家整体战略紧密衔接，发挥着重要支撑作用。习近平总书记强调，要把人民健康放在优先发展的战略地位。对此，我们要从实现民族复兴、增进人民福祉、推动高质量发展的高度来加以认识。

按照《"健康中国 2030"规划纲要》的要求，到 2030 年，促进全民健康的制度体系更加完善，健康领域发展更加协调，健康生活方式得到普及，健康服务质量和健康保障水平不断提高，主要健康指标进入高收入国家行列。到 2050 年，建成与社会主义现代化国家相适应的健康国家。

经济发展带动医疗服务需求升级，导致健康服务需求显著增加；医疗服务市场的逐步开放，促使医疗体制改革；引起医养护一体化服务需求增长。随着人民生活水平的不断提高，居民对医疗服务质量的要求会越来越严苛，其服务体系会不断改进，功能更加多样化，市场容量会不断扩大。医疗服务产业作为提高国民福利的重要产业，是我国提升国民幸福感措施的重要组成部分。随着"以人为本"发展理念的不断增强，中国的医疗服务产业将会获得更快发展。

我国经济发展迅猛，人民对美好生活的向往愈发强烈。在追逐更好的经济条件的同时，人们也越来越关注个人身体健康状况，医疗、养老需求的增长促使医养护一体化服务进程加快。医养护一体化服务新模式的推广，需要广大人民群众对该服务模式有更高的认知度和认可度。人们改变了原有的就医观念和习惯，对医疗健康服务的需求也进一步扩大。浙江省通过医疗服务质量的提高，满足社区居民对健康生活的向往，提升居民生活幸福感。

各项服务内容的落实，在满足居民服务需求方面产生了巨大的现实意义。各级医养护一体化服务为社区居民提供健康管理、双向转诊、家庭病床等多方面的服务内容，在一定程度上能有效推进医疗服务质量的提升。

1.1.2 研究意义

（1）理论意义

1）丰富医养护一体化服务的定量研究

目前，医养护一体化服务仍处于积极探索的过程中，当前国内学者关于医养护一体化服务的研究大多在研究医养护一体化服务模式的可行性以及存在的问题，医养结合试点的经验总结等定性研究，而关于医养护一体化服务的定量研究较少。运用服务质量模型和数据分析方法研究浙江省医养护一体化服务质量不仅丰富了医养结合的定量研究，而且对促进医养护一体化模式多元化发展具有重要的指导意义。

此外，已有相关研究大多以美国、英国及澳大利亚为研究背景，基于中国背景的相关实证研究相对较少（如章晓懿，2013；施国洪，2011 等），因此笔者适时地研究国内医养护服务一体化的实证模型。

2）以 SERVQUAL 模型构建医养护一体化服务的质量评价体系

本书以 SERVQUAL 模型构建服务质量评价量表研究"医养护一体化"的服务质量，从可靠性、反应性、胜任性、接近性、礼貌性、沟通性、信用性、安全性、了解性和有形性（A. Parasuraman，Zeithaml，Berry，1980）建立指标体系，对需求度和满意度进行排序，并进行聚类分析。为管理学的研究方法在公共服务研究领域的深入运用提供了探索价值，拓展了公共管理的研究方法，具有重要的理论价值。

3）加深医疗服务质量提升机制的研究

以服务质量观念来看，服务质量的影响因素来源于服务提供者自身和服务接受者对服务质量的期望和体验的差距（A. Parasuraman，1991；Collier Joel E，2006；Bolton R. N，1991；Elliott，1994）。已有的医养护一体化服务质量评价体系不成熟，在具体的测度方法上大多基于回归分析、层次分析、灰色关联度分析、因子分析、主成分分析等方法，这些测度方法的主要问题是受人为因素的影响较大。因此，更为合乎医养护问题特性的方法的引入和验证是极为必要的。

本书基于聚类分析法对医养护服务质量分析，可以知晓医养护一体化服务和影响因素之间的关系，各服务指标的重要程度。继而，将每一个影响因素进行对比分析，明确各个影响医养护一体化服务的因素，对医养护一体化服务质量进行提升，并提出修改方案。

(2) 现实意义

1) 为浙江省医养护一体化服务提供新发展思路

浙江省在新模式的探索中，每一步都脚踏实地，坚实走出了一条方向正确的道路。浙江省在分级诊疗前提下探索并实践的创新举措——建立医养护签约服务模式。

本书从医养护一体化服务内容入手，由直接的受众——居民，对医养护一体化做一个整体的服务质量评价。从服务评价中找到医养护一体化服务的不足，解决当下医养护一体化服务质量问题。针对性地从 SERVQUAL 模型的十个维度，为医养护一体化可持续发展提供重要依据。从医疗行业层面上，推动医疗服务产业的发展，提升了医疗企业的核心竞争力。

浙江省医养护一体化签约服务实施多年来，签约居民社区就诊比例大幅度提升，居民满意度高达 90% 以上。医养护一体化养老模式向多样化、个性化发展。

此外，本课题部分研究内容已作为浙江省社会科学院省情研究重大项目的支撑材料之一，为政府规范开展医养护一体化签约服务工作，促进医养护服务体系建立，推进合理有序就医，提供了初步的解决方案。并为浙江省提升社会质量，全面推进浙江更高水平全面小康社会的建设作出了一份不可或缺的贡献。

2) 整合医疗资源分配不公的问题

从现实角度而言，现有的社区医院和养老服务机构普遍与医院等医疗康复机构存在空间距离，无法满足居民的就医需求。医养结合不仅是提升居民生活质量的必由之路，更是实现"老有所养，老有所医"的有效途径。本项目可促进综合医院与社区卫生中心医疗资源的整合，大力发挥社区卫生服务中心独特的地理位置优势，加强社区卫生服务中心的医疗服务作用；优化医疗资源合理布局；统筹医疗卫生机构动员相应、区域联动、人员调集、建立健全分级、分层、分流等各大病情的救治机制。

根据"互联网＋"技术对医养护产业的大数据进行分析，并挖掘市场的潜在需求，起到引领养老市场的作用，达到"精准决策"。

3) 提高医养护一体化服务的服务质量

根据《关于开展医养结合机构服务质量提升行动的通知》（国卫办老龄函〔2020〕974 号）可知，要持续不断地支持和规范医养结合机构发展，有助于进一步健全养老服务体系。本书了解受众的真实需求和直接感受，通过分析签约居民对服务质量的感知差异以发现服务存在的问题，为医养护一体化服务水平的提升提供依据，得出社区居民的真正需求和最关心的服务问题，推动医养护一体化服务的发展。

4）提升居民对医养护一体化的关注度和参与度

浙江省医养护一体化服务推行时间较短，服务宣传不够全面，导致很多居民不了解这项服务。本研究项目深入浙江省各个市区的社区了解"医养护一体化"综合服务的实施情况，有助于加强浙江省居民对"医养护一体化"签约服务的关注度，提高浙江省居民对医养护一体化服务的知晓率和参与度。因此，对研究"医养护一体化"服务质量具有极大的实用价值。

5）加强医养护试点经验的宣传推广

本书以浙江省医养护的实际，对已有的医养护结合特色和亮点实践进行深度提炼、总结、评价，形成一批医养结合服务品牌，出台一批可持续、可复制的创新成果，为全国医养结合工作提供示范经验。

1.1.3　现阶段存在的问题

不难发现，国内外学者在有关医养结合养老服务的研究方面做了大量工作，为后续研究做了很好的铺垫。笔者发现上述研究在研究方法、研究内容上存在如下问题。

（1）《医养结合机构服务指南（试行）》《医疗卫生机构与养老服务机构签约合作服务指南（试行）》等文件发布，我国医养结合工作才正式走上规范化、标准化轨道。目前制定的医养护结合配置标准、服务项目、服务要求对关键问题的界定还比较模糊，随着人民健康需求与医疗服务质量逐年增长，完善这方面的研究迫在眉睫。

（2）对医养结合养老服务研究的方法单一，关于此方面的实证研究较少，使用定量分析的方法谈及医养结合养老模式的服务质量更是缺乏，故研究具有较大的深入空间。

因此，在本项目中，我们运用顾客价值理论和 SERVQUAL 模型对居民的服务需求进行统计分析，并对服务指标的需求度和满意度进行排序，找出对服务质量产生影响的指标因素，可以弥补医养结合养老服务定量研究方面的缺陷，同时也为其他学者进行医养结合养老服务的定量研究提供参考。在此基础上，本书针对性地从服务的可靠性等十个服务维度提出建议，为将来浙江省各级医养护一体化服务内容的改进、服务质量的提升提供决策依据，以此为居民提供多样化的医疗服务，提升医疗服务的综合质量。

1.1.4 研究创新点

本书以浙江省"医养护一体化"综合服务质量为研究对象，创新之处主要表现在两个方面。

(1) 研究内容上的创新

浙江省"医养护一体化"服务正处于初步发展阶段，目前还未有学者对其服务质量进行综合研究，因此"医养护一体化"的服务质量是比较新颖的方向。已有的浙江省"医养护一体化"服务评价集中于服务某一方面的测评，无法客观全面地评价"医养护一体化"服务实施的整体效果，故在前人研究的社区养老和医疗服务质量评价体系的基础上，构建一套能综合测评"医养护一体化"服务质量的评价体系是具有独特性的。

(2) 研究方法上的创新

基于聚类分析法的浙江省医养护一体化服务质量分析，通过建立数学模型筛选主要影响因素；运用顾客价值理论以及 SERVQUAL 理论构建浙江省医养护一体化服务质量评价指标体系。对医养护一体化服务模式运行状况进行调研，发现医养护一体化服务存在的问题，对其模式的可持续性进行综合评价，提升医养护一体化服务模式，提升服务质量。感知医养护一体化服务在发展阶段中存在的弊端，分析其影响，对医养护一体化理论、类似医养护发展机制的研究提供新的视角和理论补充。因此，研究方法具有一定的创新性。

1.1.5 研究思路

(1) 课题选定

浙江省医养护一体化服务诞生于这样一个社会背景下：人口老龄化日趋严重，居民身体呈亚健康状态，城市看病难，医疗资源日益紧张。基于此，浙江省积极实施集医疗、养老、康复护理为一体的新型服务形式，即医养护一体化服务，整合有效资源，为居民提供各种服务。本书的思路正是基于这样的背景形成的。通过总结和评述国内外医养结合服务的研究动态，选定了"医养护一体化服务质量的提升机制研究"这一课题。

(2) 项目介绍

阐明医养护一体化服务的定义，对医养护一体化服务的保障、医养护一体化服务的内容进行定义。

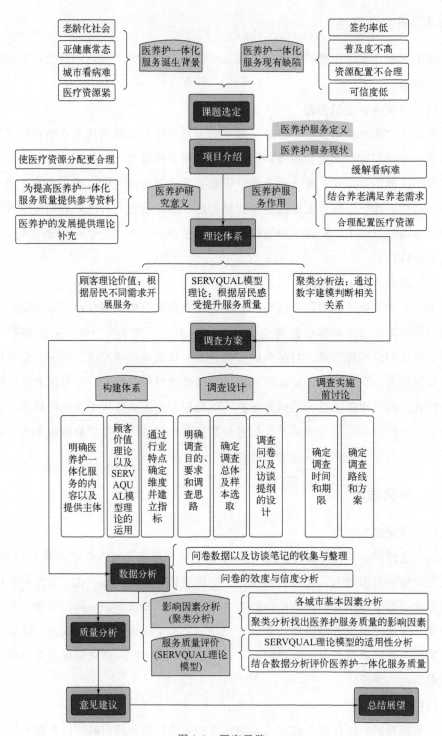

图 1-1 研究思路

(3) 选择合适的理论体系建立指标

各地《创建全国医养结合示范省工作方案》提出规范性、标准化为重点，优化医养护一体化服务质量，在国家指南的基础上，对容易发生歧义的问题予以明确，并制订具体的指标体系。

通过文献调查，选定了 SERVQUAL 模型、顾客价值理论、聚类分析法这三大理论体系，并进行阐述，同时，结合"养老护理实践指南"医疗、护理服务的参考项目，最终建立起医养护一体化服务体系。包括医养护研究问题的选取，研究变量指标的确定以及医养护一体化服务质量评价体系的阐述。

(4) 调查方案的设计

根据现有文献资料、健康信息平台，整合社区老年人信息档案等对整个调查过程包括调查前的准备事项进行设计和讨论。通过数据计算方法确定调查总体、调查样本，设计相应的调查方案、调查问卷、访谈问题等。

(5) 对回收问卷的数据分析以及简要评述

包括问卷数据的收集和处理，问卷的信度、效度分析以及问卷分析。

(6) 医养护一体化综合服务质量的数据分析

利用因子分析法、聚类分析法，分析影响浙江省医养护一体化综合服务质量的因素，并选取其中最关键的五个指标对浙江省各市区进行因地制宜的具体分析。

(7) 医养护一体化综合服务质量的结论建议和总结

根据已有的研究结果总结出服务质量的研究结论，提出提高服务质量的针对性对策，并在本书研究基础上提出自己的展望。

本项目在文献整理查阅和全科医生专业咨询的基础上，运用统计分析和数学建模法对浙江省医养护一体化服务模式的影响因素，归纳整理出五项服务内容，在此基础上进行深层剖析。整体研究的逻辑思路如图 1-1 所示。

1.2 调查对象与进程

1.2.1 调查对象

(1) 医养护一体化的定义

本书所针对的医养护一体化服务为《杭州市人民政府办公厅关于推进医养护服务一体化智慧医疗服务的实施意见》中所定义的医养护服务一体化：医养护一体化智慧医疗服务是指利用信息技术，整合部门资源，以医疗护理康复进家庭为基础，拓展日托及机构养老健康服务内涵，根据居民不同需求，因地制宜地提供可及、连续、综合、有效、个性化的医疗、养老、护理一体化的健康新模式。

医养护一体化智慧医疗服务分为三种类型：家庭型医养护一体化、日托型医养护一体化和机构型医养护一体化服务（表 1-1）。

表 1-1　医养护一体化服务类型

服务类型	概念	核心
家庭型医养护一体化服务	由社区卫生服务中心与居民签约，提供一系列健康医疗服务，服务包括全科诊疗、健康管理、家庭病床和双向转诊等。其普及范围涉及浙江省各乡镇街道，服务范围广、受众多	健康管理、慢性病管理和家庭病床
日托型医养护一体化服务	以社区居家养老日间照料中心为主题，开展老年人群的生活照料和医疗等个性化服务	作为医疗机构的延伸服务点，通过购买服务的形式为有需求的老年人提供相关医疗服务
机构型医养护一体化服务	以各类养老、护理机构为主体，在机构内展开老年人群的生活照料和医疗等个性化服务	通过新设、协议、引进、转型、增设等形式促进医疗卫生资源进入养老服务机构

（2）医养护一体化服务的内容形式

为了满足社区居民的多元化健康管理需求，浙江省通过医疗卫生机构和养老机构建立合作关系、建设医养结合机构和医疗卫生服务延伸至家庭等模式，有序推进医养结合工作。根据智慧医疗、养老看护服务的深入推进，浙江省的养老工作已经树立大健康理念。在 2020 年的浙江省政府工作报告中，如同"积极应对人口老龄化，健全养老服务体系，每万老年人拥有持证养老护理员数从 16 人提高到 25 人"，智慧养老将突破传统养老在居家、出行、安全保护、健康管理、精神关爱等方面的难点。为深入探究医养护一体化服务内容，我们从其定义、服务内容以及服务保障进行探索分析，形成医养护一体化服务图（图 1-2）。

智慧养老使照护、健康管理等服务更加及时、便捷、有效，可更加细化医养护一体化服务的内容，应用智能辅具以后，老年人护理等便利度都会提升，VR 技术、远程陪伴等可以解决空巢老人的精神关爱问题。

近几年，国家和地方出台的医养护一体化政策，为各地探索、实践提供了理论基础。

（3）调查总体

本书选取医养护的服务对象，即医养护一体化服务社区的居民和医务人员作

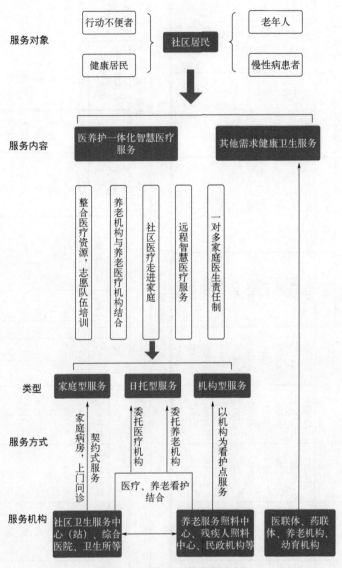

图 1-2 医养护一体化服务图

为调查对象，以社区居民角度评价期望服务质量和现实服务质量，根据服务质量差异评判服务质量的影响因素的种类及程度。根据浙江省卫生健康委员会卫生统计资料可知：调查得出浙江省基层医疗卫生机构 33021 个，社区卫生服务中心 4658 个，其中社区卫生服务中心 502 个，社区卫生服务站 4156 个。此外，全省一共包含护理院 93 家。包含社区卫生服务中心（站）、街道卫生院、乡镇卫生院、村卫生室、门诊部、诊所、卫生所、医务室和护理站（2021 年）。详见表 1-2～表 1-4。

表1-2　2021年浙江省卫生机构、床位、人员数

机构分类	机构数/个	床位数/个	编制人数/人	合计/人	在岗职工 小计/人	卫生技术人员 执业(助理)医师 小计/人	执业医师/人	注册护士/人	药师(士)/人
二、基层医疗卫生机构	33021	29879	100234	206280	176726	91059	71042	58374	11787
社区卫生服务中心(站)	4658	9826	40988	49772	44125	20716	17013	14072	4069
社区卫生服务中心	502	9818	40705	48135	42625	19922	16462	13637	3955
社区卫生服务站	4156	8	283	1637	1500	794	551	435	114
卫生院	1055	19313	45247	54699	48592	22641	15901	13950	4624
街道卫生院	13	190	568	781	688	309	235	229	63
乡镇卫生院	1042	19123	44679	53918	47904	22332	15666	13721	4561
中心卫生院	357	13426	26342	31501	27880	12728	9218	8408	2515
乡卫生院	685	5697	18337	22417	20024	9604	6448	5313	2046
村卫生室	11221	0		14047	7592	5807	2335	1721	64

机构分类	卫生技术人员 技师(士) 小计/人	检验师/人	影像师/人	康复师/人	卫生监督员/人	在岗职工 其他 小计/人	实习医师/人	其他技术人员/人	管理人员 小计/人	仅从事管理的人员/人	工勤技能人员/人
二、基层医疗卫生机构	6353	4497	1378	318	0	9153	2504	6250	11199	4685	12145
社区卫生服务中心(站)	2406	1774	453	148	0	2862	774	2080	3270	984	2583
社区卫生服务中心	2394	1763	453	147	0	2717	770	2026	3206	961	2523
社区卫生服务站	12	11	0	1	0	145	4	54	64	23	60
卫生院	2670	1993	542	115	0	4707	1376	1851	3477	916	3340
街道卫生院	43	36	6	1	0	44	18	17	12	2	74
乡镇卫生院	2627	1957	536	114	0	4663	1358	1834	3465	914	3266
中心卫生院	1607	1175	341	79	0	2622	818	1139	1948	475	2007
乡卫生院	1020	782	195	35	0	2041	540	695	1517	439	1259
村卫生室	0	0	0	0	0	0	0	0	0	0	0

注：以上数据来自浙江省卫生健康委员会（数据来源 2022 年 7 月 27 日）。

表 1-3 2021 年医疗卫生机构服务情况

机构分类	总诊疗人次数（不包含核酸检测人次数）	门、急诊人次	门诊人次	急诊人次	家庭卫生服务人次数	观察室留观病例数	健康检查人数/人	入院人数/人	出院人数/人	住院病人手术人次数	每百门急诊的人院人数
护理院（中心）	325687	294250	292730	1520	0	33	15315	62142	63397	0	21.12
二、基层医疗卫生机构	348227990	325434433	316705676	8728757	6751728	229786	17774482	362768	365386	47157	0.17
社区卫生服务中心（站）	107950539	103100656	99196778	3903878	3411931	112732	7704199	96057	95916	18854	0.09
社区卫生服务中心	104907628	100106247	96238657	3867590	3396784	112372	7684146	96057	95916	18854	0.10
社区卫生服务站	3042911	2994409	2958121	36288	15147	360	20053	0	0	0	0.00
卫生院	102163351	98391724	93568197	4823527	2636742	117054	7313892	241364	243710	28503	0.25
街道卫生院	1797174	1767271	1707880	59391	4749	603	143873	1949	1951	314	0.11
乡镇卫生院	100366177	96624453	91860317	4764136	2631993	116451	7170019	239415	241759	28189	0.25
中心卫生院	56945042	54535347	51281264	3254083	1276525	78882	4548134	200649	203081	24696	0.37
乡卫生院	43421135	42089106	40579053	1510053	1355468	37569	2621885	38766	38678	3493	0.09
村卫生室	46696960	45339059	45339059								
门诊部	24289157	15843061	15843061	0	0	0	2746639	25347	25347	0	
诊所、卫生所、医务室	67127983	62759933	62758581	1352	703055	0	9752	0	413	0	0.00
诊所	57745801	54116160	54116160	0	0	0	2639	0	0	0	
卫生所、医务室	8567656	8051620	8051620	0	0	0	6997	0	413	0	
护理站	814526	592153	590801	1352	703055	0	116	0	0	0	0.00

注：以上数据来自浙江省卫生健康委员会（数据来源时间 2022 年 7 月 27 日）。

表1-4 2021年全省各地区每千人口床位、卫技人员、护士数（户籍）

地区	机构数/个	实有床位数/个	卫技人员/人	执业（助理）医师/人	注册护士/人	户籍人口/人	千人床位数/个	千人卫技人员	千人执业（助理）医师数	千人注册护士数
全省	35120	369806	579061	232661	250312	50957762	7.26	11.36	4.57	4.91
杭州市	5633	90754	142341	55013	63044	8345428	10.87	17.06	6.59	7.55
宁波市	4787	45181	83163	34274	35490	6183324	7.31	13.45	5.54	5.74
温州市	5880	45841	78080	33373	33488	8328093	5.50	9.38	4.01	4.02
嘉兴市	1788	29871	44374	17729	19364	3718489	8.03	11.93	4.77	5.21
湖州市	1596	20081	29008	10988	12747	2684952	7.48	10.80	4.09	4.75
绍兴市	2864	32342	44228	18108	18899	4468479	7.24	9.90	4.05	4.23
金华市	4571	36360	54172	21392	23022	4953865	7.34	10.94	4.32	4.65
衢州市	1787	16244	20308	8028	8760	2559373	6.35	7.93	3.14	3.42
舟山市	715	6329	10650	4220	4243	956687	6.62	11.13	4.41	4.44
台州市	3805	31482	50335	20491	21632	6059387	5.20	8.31	3.38	3.57
丽水市	1694	15321	22402	9045	9623	2699685	5.68	8.30	3.35	3.56

综上，浙江省医养护一体化服务的调查范围已确定，调查对象为医养护一体化服务社区的居民及社区卫生服务中心的医务人员。考虑到参与医养护服务社区的居民中存在部分未成年人，其对医养护一体化服务的影响因素的调查存在较大偏差，因此本书选取的调查对象必须满 18 周岁。

1.2.2 调查进程

调查期间，本课题组从调查的范围、时间和路线三方面进行实践规划，对实践费用初步计算，并明确了报告和实践人员的分工。为保证实践的顺利进行和实践人员的人身财产安全，本课题组制定了应急方案。

（1）调查范围

调查范围包括整个浙江省，应用三层抽样，选定浙江省共 11 个市，每个市中抽取 2 个行政区域，根据抽样的行政区域以及选定的社区卫生服务中心和养老医疗机构，调查所在服务范围内的社区居民和医务人员，其中社区居民主要使用问卷调查，对医务人员主要进行具体访谈。

（2）调查时间和调查线路

本课题组的调研主要分成两块，即分散调研和集中调研。集中调研由 2021 年 1 月 16 日开始，共调研 22 天时间，2021 年 2 月 6 日调研结束。调查每天早晨 7 点起至晚上时间不等。分散调研分为 A、B、C 三组，各组成员分别去往不同的城市进行调研，调研时间从 2021 年 7 月 16 日开始，至 2021 年 7 月 26 日结束，共调研 11 天。总路线和时间规划见图 1-3。

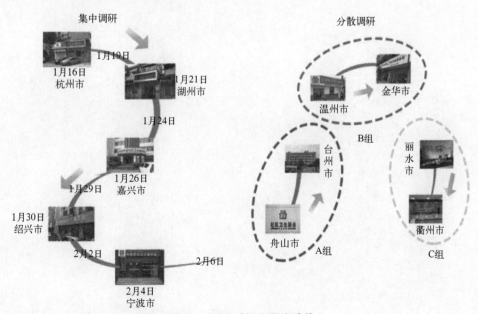

图 1-3　调查时间和调查路线

参考文献

［1］ 章晓懿.城市社区居家养老服务质量研究［D］.镇江：江苏大学，2012.

［2］ 王晓辉，张子腾."互联网"医养结合综述［J］.沈阳工程学院学报，2021（10）：27-31.

［3］ 章晓懿，杨培源.城市居家养老评估指标体系的探索［M］.上海：上海文艺出版社，2007.

［4］ 许兴龙，周绿林，魏佳佳.医疗卫生服务体系整合研究的回顾与展望［J］.中国卫生经济，2017（7）：17-21.

［5］ Parasuraman A V，Zeithaml V A，Berry L L.SERVQUAL：A Multiple Item Scale for Measuring Consumer Perceptions of Service Quality［J］.Journal of Retailing，1988，64（1）：12-40.

［6］ Zeithaml V，Leonardl B D，Parasuraman A V.The Nature and Determinants of Customer Expectations of Service［J］.Journal of the Academy of Marketing Science，1993，21：1-12.

［7］ Zeithaml，Leonardl B D，Parasuraman A V.The Behavioral Consequences of Service Quality［J］.Journal of Marketing，1996，60（2）：31-46.

2.1 医养护一体化的诞生背景和条件

2.1.1 医养护一体化的诞生背景

按照国际标准，一个国家或地区社会人群中 60 岁以上人口占总人口的比例达到 10%，或 65 岁以上人口占总人口的比例达到 7%，即意味着这个国家或地区的人口处于老龄化社会。

2022 年，中国第二次婴儿潮出生的人口正式迈入老年期，这会给中国的人口老龄化带来第二次"冲击波"。中国正以史上最快的速度步入老龄化社会。随着我国老龄化进程的加快，老年人的养老问题日益成为社会关注的焦点，解决老年人养老问题是最基本最迫切的任务。

在向共同富裕奋斗目标迈进的新征程中，人口老龄化和高龄化的加速演进是无可回避的新国情。近年来，中国人口老龄化的程度不断加重，导致养老相关问题逐渐突显。

我们当前的社会，人口老龄化严重，更多居民身体呈亚健康状态，城市看病难，医疗资源日益紧张。综合利用各方面资源因地制宜推行医疗、养老、护理一体化的健康服务的新模式至关重要。

2.1.2 医养结合完善养老服务

国家统计局统计数据显示，2020 年，我国 60 岁及以上人口数 26402 万人，占 18.70%。65 岁及以上人口数为 19064 万人，占 13.5%。与 2010 年数据相比，60

岁及以上人口占比上升 5.44%。可见，我国人口老龄化形势严峻。

养老服务不仅仅只是"养"，还包括"医"，涵盖保健诊疗、护理康复、安宁疗护、心理精神支持等各方面。着力解决影响医养结合机构医疗卫生服务质量的突出问题，有助于为老年人提供安全、规范、优质的医疗卫生服务。创造美满幸福的老年生活，不仅是家庭的责任，也离不开高质量医养结合服务的供给。2019 年国务院办公厅印发的《关于推进养老服务发展的意见》提出，持续完善以居家为基础、社区为依托、机构为补充、医养相结合的养老服务体系。《医养结合机构管理指南（试行）》对医养结合机构的定位、服务内容、设置、管理要求等各方面进行了明确，有助于进一步健全养老服务体系，切实提升老年人的获得感和满意度（表 2-1）。

表 2-1 "十三五"期间国家老龄事业发展和养老体系建设主要指标

类别	指标	目标值
社会保障	基本养老保险参保率	达到 90%
	基本医疗保险参保率	稳定在 95% 以上
养老服务	政府运营的养老床位占比	不超过 50%
	护理型养老床位占比	不低于 30%
健康支持	老年人健康素养	提升至 10%
	二级以上综合医院设老年病科比例	35% 以上
	65 岁以上老年人健康管理率	达到 70%
精神文化生活	建有老年学校的乡镇（街道）比例	达到 50%
	经常性参与教育活动的老年人口比例	20% 以上
社会参与	老年志愿者注册人数占老年人口比例	达到 12%
	城乡社区基层老年协会覆盖率	90% 以上
投入保障	福彩公益金用于养老服务业的比例	50% 以上

目前，同时结合社会养老服务体系建设规划及浙江省养老服务管理规范，最终构建了适合我国国情的养老服务发展评价指标体系。该指标体系由静态的基本现状评价——"社区养老服务评价指标体系"和动态的发展水平测度——"社区养老服务发展指数"两部分组成。养老服务评价指标体系包含三要素，各要素又分别从基础设施、人员管理、服务开展、医疗设施、医疗人员、服务质量、服务设施、老年服务人员情况、服务评价进行了多个维度细化分解（表 2-2）。

表 2-2 养老服务分析维度和指标体系框架

评价目标	一级指标	二级指标	三级指标
养老服务	生活照料服务	基础设施	养老服务中心的建筑面积(m²)、服务覆盖率(%)、可提供养老服务的床位数(张)、平均每个社区拥有社区服务站的个数(个)
		人员管理	服务人员数量(人)、管理人员数量(人)、服务人员中接受过专业护理培训的员工所占比例(%)、每年定期进行服务对象满意度调查频率(次/年)
		服务开展	服务机构日均服务人次(人次)、服务机构日均上门服务人次(人次)、每年定期进行服务对象满意度调查频率(次/年)、各项工作的档案完整度(%)
	医疗保健服务	医疗设施	卫生服务站个数(个/万服务人口)、医疗设备配备达标率(%)、日间观察床位数(张/万服务人口)
		医疗人员	全科医师数量(人/万服务人口)、中医类别医师人数占医师人数的比重(%)、学习过老年护理学的护士所占比例(%)、服务种类(种)
		服务质量	老年人就诊率(%)、卫生保健讲座开展频率(次/月)、老年人健康档案建档率(%)、档案定期更新频率(%)
	社会联系服务	服务设施	注册老年协会个数(%)、老年活动室服务容量(人)、老年学校建筑面积(m²)、平均每个社区拥有法律咨询站点数(个)
		老年服务人员情况	老年协会工作人员中老龄干部所占比例(%)、老年活动室指导人员数量(人)、老年学校中专职教师人数(人)、老年学校中开设科目种类(种)
		服务评价	法律咨询服务日均受理人次(次/日)、老年活动室日均接待老年人人次(次/日)、老年协会会员数占老年人总数的比重(%)、老年协会活动频率(次/月)、服务对象满意度(%)

2.1.3 多样化需求推动医养护一体化服务的发展

随着人民生活水平的不断提高,对医养护一体化服务质量的要求会越来越严苛,其服务体系会不断改进,功能更加多样化,市场容量会不断扩大。人民改变了原有的就医观念和习惯,居民对医疗健康服务的需求扩大。浙江省通过不断提高医养护一体化服务质量,来满足社区居民对健康生活的向往,提升居民生活幸福感。鼓励社会力量提供医疗服务,是深化医改、改善民生、提升全民健康素质的必然要求,是繁荣壮大健康产业、释放内需潜力、推动经济转型升级的重要举措,对推进健康中国建设、全面建成小康社会具有重要意义。

中央财政五年共安排 50 亿元,支持 203 个地方开展居家和社区养老改革试点,多数城市已初步形成以助餐、助医、巡防等为主体的"一刻钟养老服务圈"。

以需求为导向发展养老是应对老龄化、提升老年人生活质量的重要举措。从侧重考虑供给到以需求为导向发展养老服务的转变,让养老服务发展更具针对性,方向更清晰。

2.2 浙江省医养护一体化的发展历程

20 世纪 60 年代，全科医学概念出现以后，全科医生（又称私人医生、家庭医生）在普通民众心中已经有了概念，以家庭为单位、维护与促进个人整体健康的私人健康管理服务渐渐有了市场需求。经过数十年的发展，目前在欧美等发达国家私人医生已广泛普及。在国内也有许多城市地区正在试行这一制度。2011 年 6 月 22 日，温家宝总理主持国务院常务会议，决定建立全科医生制度。2011 年 7 月 2 日，国务院《关于建立全科医生制度的指导意见》印发，自提出之后，各省市纷纷试水全科医生制度，诸如北京、西安、沈阳等地都是全科医生制度发展较好的城市，浙江省于 2011 年 7 月就在宁波市镇海区试行这项制度了。2014 年 9 月 3 日，杭州市政府办公厅《关于印发杭州市医养护一体化签约服务实施方案（试行）的通知》出台，并决定于 2014 年 10 月 4 日起在杭州市主城区（萧山、余杭暂不实施）正式施行。2016 年杭州主城区已完成。2017 年度医养护签约人数 78.5 万人。2016 年底，浙江省已建立电子健康档案的老年人有 604.03 万人（达到总老年人数的 93.4%），签约人数达 397.97 万人。2017 年 1 月杭州市全市覆盖医养护一体化签约。2017 年底，杭州市已建立三个国家级医养结合试点地区和 7 个省级医养结合试点县（区）。2018 年 1 月杭州市颁发《杭州市医养护一体化智慧医疗服务促进办法》。2018 年 4 月 4 日"第十二届政协举行围绕医养护结合加快养老事业和产业发展"民生协商论坛。2018 年 9 月 14 日，十三届全国政协第十次双周协商座谈会指出要加快医联体建设，推进分级诊疗、医养结合、医防融合等深入发展，有效解决看病难的问题。2019 年 3 月 5 日在第十三届全国人民代表大会第二次会议上，李克强总理强调要改革完善医养政策。2019 年 9 月，国务院常务会议上审议通过《关于深入推进医养结合发展的若干意见》，该意见提出多项强化医疗卫生与养老服务衔接的举措，推动医养结合延伸至社区和农村。

2021 年，各地持续完善适老改造、医养结合等服务体系，养老更多样更精细。

医养护一体化的发展历程见图 2-1。

浙江省"十四五"规划提出养老服务发展要"深化医养结合，构建健康预防、医疗、康复护理和生活照料一体化的养老服务体系"。医养数字化改革作为浙江省的重点改革方向，在今后的改革中，以数字化为牵引，发挥标准化在规范和引领浙江医养结合标准化建设中的中间作用，构建提升机制的同时，进一步盘活数据资源，辐射推广医养结合数字化应用场景。

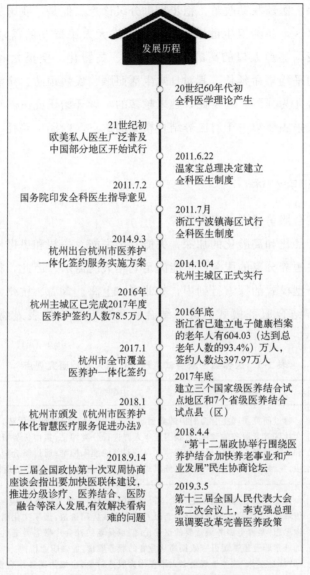

图 2-1 医养护一体化的发展历程

2.3 国内外研究综述

据中国知网关于"医养结合"话题的关注度指数显示，2008 年之前我国学者尚未涉及医养结合养老模式研究，2009 年陆续有学者发文，近几年关于"医养结合"相关话题数量不断激增，在 2020 年达到了 1341 篇。

我国坚持在发展中保障和改善民生，改革发展成果更多更公平惠及人民群众。深化医疗、医保、医药联动改革，稳步推进分级诊疗。但是，我国的医改进入了攻坚期，也是深水区，我国卫生健康服务水平与广大人民群众的需求还有较大的差距。同时伴随我国老龄人口的高龄化、失能化、失智化、空巢化和失独化趋势上升，老年群体的平均寿命延长，其对日常生活照顾、疾病预防、疾病治疗和康复护理服务需求变得尤为强烈。基于此，越来越多的学者开始研究医养结合新型养老服务模式，研究成果主要集中于对医养结合模式的试点、内涵、路径、困境和完善建议等方面。

2.3.1 国内研究综述

（1）医养结合服务试点的发展研究

随着人口老龄化和高龄化的加深，失能、半失能、失智和患慢性病的老年群体逐渐壮大，过去医养分离的服务已不能满足老年人的需求。因此，很多大城市相继加入医养结合新型模式的探索行列中，如北京、上海、青岛、杭州，并形成了具有地方特色的医养结合服务模式。医养结合服务试点理论代表人物及研究观点见表 2-3。

表 2-3　医养结合服务试点理论代表人物及研究观点

理论代表人物	主要观点
夏艳玲　钟雨珊（2019）	通过研究美国整合型照护的典型模式——PACE 的特征及优势，提出对我国医养结合社区养老服务的建议；对我国老年人群进行分类评估，集中优势资源用于低收入失能和半失能老人，科学设置社区养老服务对象的准入标准；通过整合资金和信息技术等手段，完善医养结合社区养老服务模式，实现政府主导的多元合作治理格局
宋梅（2019）	源于儒家思想的儒家生命伦理符合我国自身的传统文化特点，遵从社会道德文化的价值取向，对于我国医养结合养老服务具有实践应用价值；儒家文化精髓的"仁爱原则、孝悌思想"是养老服务最重要的道德伦理，也是老龄社会中敬老爱老的体现。"推己及人"的朴素职业道德观可有效提高从业者的服务质量，加强职业精神。"天人合一"的整体观和"修身至德"的养生观使老人不仅作为服务对象，也成为医养结合积极主动的参与者，有效提高服务效率。在护理无法表述的失智、失语老人时，儒家"慎独"思想可有效加强从业者的自律性，是在缺乏监管的情况下从业者应具备的职业道德。儒家生命伦理可有效解决养老服务中的哲学与道德问题。为我国医养结合的伦理问题提供理论参考
包世荣（2018）	研究国外四种典型的医养结合养老产业发展模式(美国的商业养老模式、日本的转型医养结合养老模式、欧洲以英国为代表的税收筹资体制模式以及欧洲以德国为代表的社会保险体制模式)以及得到的启示；应从中国医疗保障到医养结合疾病预防转变上，从完善长期照护制度上，从创新模式上，从提高医疗服务能力上以及从政策的整合和整体规划上，最终形成慢性病管理、疾病预防、疾病治疗、长期照护、老年娱乐及老年再就业的六位一体模式

续表

理论代表人物	主要观点
臧少敏 （2015）	指出北京市主要以三种模式包括养老机构和照料中心通过引进或独立设置的形式配备医疗设施、医疗机构内开设养老服务和建设"嵌入式"医养结合养老照料中心，推动医养结合养老服务的发展
董莉 （2016）	以福利多元主义为研究视角分析了苏州的医养结合养老服务发展情况，通过分析居家老人、日托老人和机构老人的医养结合养老服务的供需情况，发现苏州市的机构型医养结合养老服务相较于居家和社区层面发展较好
朱婧 （2015）	以南京市玄武区为例，从社区照顾的角度出发分析其医养结合养老服务在社区发展的优势，如服务有特色、符合民意，以及服务的劣势包括服务形式单一、缺乏资金人才，针对问题提出发展医养结合养老服务必须发展地区优势，打破制度壁垒

（2）医养结合服务内涵的研究

学者对于医养结合服务的内涵没有明确的界定，有共同认可的内容，但也有各自的理解。学者都认可的是医养结合服务涉及医疗服务和养老服务的有机结合。但是，学者对于医养结合服务中医疗服务和养老服务的侧重意见迥异（表 2-4）。有的学者认为医养结合是以养老服务为基础重点开展医疗服务。而有的学者则认为医养结合模式是医疗和养老的有机融合，共同发展。更有学者以社会学中的社会交换理论为基础阐述医养结合服务。

表 2-4　医养结合服务内涵的研究

代表人物	主要观点
高言　陆馨怡 （2019）	认为"医养结合"是指医疗资源与养老资源相结合，实现社会资源利用的最大化
中国社科院 公共政策中心 （2017）	所谓"医养结合"无非是想要老人就医方便，医疗服务的可及性才是其本义。对上述机构性"结合"的把握应始终注意这一点 医养结合的本义是老年群体的医疗服务可及性问题，不管是失能、半失能老人还是能够自理的老人，不管是入住养老机构的老人还是居家养老的老人，都能够方便及时地获得自己所需的医疗服务，其核心是养老服务与医疗服务的连续性
李丽琴 （2017）	"医养结合"是一种整合医疗和养老两方面资源的新型养老模式，是满足老年人健康需求的有效形式

（3）医养结合服务路径的研究

医养结合养老服务没有统一的路径（表 2-5）。部分学者主张向西方国家学习建立养老社区，为老年人提供集社会照料、物质支援、心理支持和整体关怀为一体的综合性社区居家养老服务。还有学者从社会嵌入的视角提出医养结合的模式分为三种，即组织模式、契约模式和网络模式。而更多的学者认为医养结合的实现路径主要有四种：①医疗服务延伸至社区、家庭；②养老机构开展医疗服务；③医疗机构开展养老服务；④医疗机构和养老机构合作。

表 2-5　医养结合服务路径的研究

代表人物	主要观点
李豆豆 （2016）	社区是实现医养结合养老服务的最佳平台及重要支撑，凭借低成本、高效率的优势有效整合各项服务资源
王雯（2016）	提出养老机构可以通过设置医务室或护理站，或者利用周边医疗机构提供医疗服务，甚至可根据自身能力和需求开办老年病医院、康复医院等
李秀明　冯泽永 （2016）	二级医院具有硬件设施、专业人才和专业技术的优势，开展医养结合服务不仅可以盘活医院闲置资源，还可以提升居民对医院的信任度，通过发展差异化的医养结合养老服务助力健康老龄化
周惠萍　刘颖奥 （2018）	社区居家养老服务主体是多方的，应该加强横向联系，明确责权分配，设立专门管理社区居家养老工作的部门。政府要起到规划、监管的作用，拓宽多元主体参与渠道实现养老机构和医疗卫生机构之间的衔接和双向联系。建立社区卫生服务中心与居家养老服务中心的养老服务机构的医疗合作关系，将居家养老服务机构与社区基层卫生服务机构打通，提供除生活照料和基本健康保健外的多元服务。通过基层医疗机构与二、三级医院的协作关系，为全科医生上门首诊后的高危重症居家老人开通绿色通道，让社区居家老人得到机构养老的老人同等的及时、方便的医疗转诊服务（通过分析现有模式的不足以及社区居家模式的优势，从建立多元合作、加强资金和人才投入、依托互联网技术三个提升路径，更好地服务于社区居家养老的老年人群体，推动医养结合进一步发展，推动养老服务体系的）

（4）医养结合服务困境的研究

目前医养结合服务中存在一些问题制约着其发展，学者研究发现其中突出的问题有制度不完善、管理多头化、筹资机制不健全、服务内容单一和专业人才不足等（表 2-6）。另外，因为没有政策的允许，很多医疗机构和患者在获得医保报销、抵御风险方面受到限制，导致报销难以有效落实。此外，医养结合服务受多头管理，职责交叉并且办事效率低下，导致老年人不能得到连续性的医养结合养老服务，造成人力和物力的浪费。

表 2-6　医养结合服务困境的研究

代表人物	主要观点
朱凤梅　苗子强 （2018）	各地均配套出台了相关的医养结合政策，机构医养结合服务也得到了一定的发展，但各地政策执行文件浮于表面较多，触及实际问题较少。同时，民间力量已成为医养结合服务提供的主体，但仍处于简单的"医"+"养"的状态。医养难结合背后的机制和根源在于医和养两部门间行政孤岛的存在以及激励机制的缺乏
王泽华（2017）	养老机构开设医疗机构可能会加剧各养老机构两极分化，有失医疗服务公平

续表

代表人物	主要观点
黄佳豪 孟昉 （2014）	目前的医养结合服务发展缺少资金投入，没有稳定的筹资模式，医养结合机构经常出现亏损的情况
张晓杰（2016）	医养结合服务内容缺少针对性，没有准确评估老人的需求，服务内容单一，服务内容与服务需求不吻合
王玉芬（2016）	伴随着老人经济能力和现代医学水平的提高，老年人对于专业的持续性照护需求更为强烈，缺乏专业的医护人才是制约医养结合服务的关键问题

（5）医养结合服务完善对策的研究

针对医养结合的问题，学者分别从制度保障、筹资渠道、人才培养等内容提出完善对策，以提高医养结合养老服务的水平（表 2-7）。首先，国家应尽快完成顶层设计，出台与医养结合相配套的法律法规，不断加强政策的扶持力度，以制度保障其发展。其次，培养医养结合型的专业养老护理人才，鼓励医学院校开设相关专业。最后，发展多元化的医养结合服务，以满足老年人多样化的需求。

表 2-7　医养结合服务完善对策的研究

对策理论提出者	主要内容
余强 周平梅 （2018）	杭州市委、市政府高度重视智慧健康养老和医养结合工作，通过以创新智慧健康养老、医养结合服务体系建设为载体，不断提升老年医疗服务和健康管理水平，努力推进老有所医、老有所养
周杰俣（2018）	以苏州为例，针对苏州在实施医养结合的过程中存在的问题，建议完善法规政策，推进差异化服务，加大资源整合力度，打破职能部门壁垒，加强宣传引导，提升专业服务水平，以推进医养结合模式发展
杨翠迎 鲁於 （2018）	以上海六个区为着重点考察"医疗嵌入型"医养结合服务的典型模式和实践经验，总结出要提升服务模式的选择机制、建立医护人才培育的长效机制、制定适宜的养老服务行业标准与规范、建设省级统一的信息共享系统、出台配套的政策衔接办法
李长远 张举国 （2017）	推进医养结合的策略在于：构建多元化筹资机制和统一支付平台；建立以社区为支持平台的综合化服务体系；构建政策支持体系；建立统一、有效的行政协调机制
孟颖颖（2016）	提出应该建立专业的"医养护一体化"服务团队，通过激励机制稳定团队，留住人才，以科学的方式管理医护人才队伍、促进队伍的合理流动、工作的有效衔接
周绿林 潘丽雯 （2016）	利用服务质量差距模型研究医养结合养老机构服务质量，认为养老机构服务质量应注重服务的可靠性和保证性，为老人提供专业化、个性化的医疗服务

（6）互联网＋医养结合模式

2016 年 12 月《国务院办公厅关于全面放开养老服务市场，提升养老服务质量的若干意见》出台，明确提出要推进"互联网＋"养老服务创新，建立医养结合绿色通道等相关政策。这体现了国家对于"互联网＋"医养结合养老模式的高度重视。

医养结合将医疗与养老有机结合,在医疗的基础上实现了养老,满足老年人多种多样的需求,互联网＋养老结合模式将养老产业、医疗护理与新兴的互联网技术相结合,打破原有的产业边界,将协同创造出更大的价值,帮传统产业改造升级(表2-8)。

表 2-8　互联网＋医养结合养老模式

对策理论提出者	主要内容
杨莉(2018)	以互联网＋居家养老为例,探索医养结合运营模式,从"社区嵌入式""中心辐射式""统分结合式"三方面来探索"互联网＋居家养老"模式
罗亚玲(2019)	借助"互联网＋"技术平台打造智慧养老模式。借助大数据平台提高信息筛选、匹配。借助互联网对老人实时观察和监测
孙霞等(2020)	半结构化访谈方式了解老年人的需求,通过调研获取老年人对"互联网＋"居家医养结合的使用情况,并总结老年人的实际需求
向运华(2019)	互联网＋与医养结合缺乏深度,直接针对医养结合的人工智能人才更是缺乏

互联网＋医疗的概念已经深入浙江,浙江杭州的"互联网＋养老"服务平台通过"一网、一键、一卡、一码"打造无围墙养老院,实现服务集成化、呼叫智能化、支付便捷化、办理数字化,实现服务质量全流程闭环监管,养老服务精细化、精准度提升。

浙江在2023年底,基本建立医养结合机构与医院转接机制,将业务协同模型和数据共享模型贯穿到数字化改革的各领域、各方面、全过程,通过数字化改革重塑老年福利与养老服务的流程,保障政府决策更加精准、监管更加有效。

2.3.2　国外研究综述

国外虽然没有明确提出"医养结合"的概念,但是国外的整合照料、长期照护等服务都与我国的医养结合服务类似,因此医养结合养老服务发展已经较为成熟,其关于医养结合服务的研究成果较为丰富,侧重于医养结合服务内容和筹资模式、存在问题的研究。

英国采用"整合照护"养老模式。整合照护是以过程为中心,侧重于护理活动如何整合。它既可以集中在宏观层面,通过对系统资源的利用来激励护理活动的整合,也可以集中在微观层面,将来自不同机构的技能和专业知识汇集于一个综合团队。

美国建立的PACE计划(全覆盖养老计划或老年全面护理计划),社会健康维护组织和老年人全面护理计划，不仅是可行的，而且为改善体弱老年患者的健康和社会护理提供了巨大的潜力。PACE 的概念已经证明了对体弱多病的老年人进行综合、跨学科护理的价值。

日本的介护保险制度。介护保险制度是日本养老领域改革的一项新制度，也是其医疗保障制度体系结构性改革的一项重要举措。

(1) 关于医养结合服务内容研究

发达国家的医养结合服务主要以失能、失智和患慢性病的老人为服务对象，以家庭照护和机构照护为主要服务方式，提供健康服务和社会照护服务一体化的服务（表 2-9）。

表 2-9　医养结合服务内容研究

代表人物	主要观点
Ozawa M Nakayama S(2005)	日本的医养结合服务主要以 65 岁及以上的所有老年人和 40～64 岁但患有年龄相关疾病的人群为服务对象提供长期照护服务，包括家庭照护服务以及机构照护服务
Mui(2002)	美国 PACE 计划以缺少自理能力的老年人为服务对象，为其提供医疗护理在内的全方位服务，包括健康管理、用药管理、营养评估、环境评估和安宁疗护等服务
Hudson(2002)	英国的医养结合服务是整合照护服务，分为社区照顾和社区内照顾。社区照顾由亲友和志愿者提供包括日常照顾、经济支持、心理支持和整体关怀的服务。而社区内照顾由专业的工作人员提供专业的照料服务

(2) 关于医养结合服务筹资模式研究

发达国家较早地进入老龄化社会，医养结合养老服务发展较为成熟，因此具备较为完善的筹资模式支持医养结合服务的持续发展。目前发达国家的筹资模式主要有四种：美国的社会保险和商业保险混合的筹资模式、英国的以税收为基础的筹资模式、德国的扩充社会医疗保险的筹资模式以及单独建立长期照护保险制度的筹资模式，如日本以及韩国（表 2-10）。

表 2-10　医养结合服务筹资模式研究

代表人物	筹资模式	主要内容
McGarry Brian E(2016)	社会保险和商业保险混合的筹资模式	美国医养结合服务的资金筹集方式是社会保险和商业保险相结合。一部分资金由政府通过社会长期护理保险筹集，用于为老年人、贫困者提供基本医疗护理服务，另一部分资金来源于商业护理保险中保险人的自负资金，资金数额取决于选择商业保险的种类
Karlsson(2006)	以税收为基础的筹资模式	英国医养结合服务以机构和家庭照护的形式提供，该服务的使用以需求评估为基础，公民可以通过家庭收入情况的调查获得免服务或者服务补贴。英国的医养结合服务资金筹集方式是以政府征收税收为主，不依赖于公共财政的支出

续表

代表人物	筹资模式	主要内容
Jong Chul Rheeab Nicolae Doncc (2005)	扩充社会依靠保险的筹资模式	为了满足老年人的医疗护理需求,减轻其经济负担,德国在1993年颁布《护理保险法》,将护理保险融入医疗保险,遵循"护理保险跟随医疗保险"的原则,即参加商业医疗保险或者社会医疗保险的同时,必须相对应地参加商业护理保险或者社会护理保险。其中,政府官员、法官和军人通过国家获得免费服务
Campbell Ikegami(2003)	单独建立长期照护保险制度的筹资模式	日本与中国具有相似的养老理念,以家庭养老为主。日本为了应对老龄化开始医养结合的探索,实施的长期照护保险制度将照护老人的责任从家庭转向了社会,政府通过以保险费和额度摊付募集照护资金。日本的长期照护保险是典型的社会强制险模式,与医疗保险制度是分开的,由法律强制实施,国家、企业和个人共同分担责任
Yaniv Azoulay (2016)	将养老基金成员的储蓄进行累积的筹资模式	以色列提出了生命周期模式以及养老基金投资政策,将养老基金成员的储蓄进行累积并进行财富投产,从而获取更好的医疗养老服务

(3)关于医养结合服务问题研究

发达国家的医养结合养老服务明显地提高了老年人的生命质量,但是其在服务供需平衡、专业人才配备和服务内容丰富等方面均需完善(表2-11)。

表 2-11 医养结合服务问题研究

代表人物	主要观点
Helena Temkin-Greener(2006)	美国 PACE 项目是一项有管理计划的综合服务系统,政府应该加大对服务的支持力度,合理分配资源改善 PACE 的缺陷
Lynch(2009)	PACE 项目存在服务覆盖范围较小,服务内容偏向单一等问题制约服务发展,因此需要不断完善服务内容,提高服务对于不同老人的适用性
DH(2012)	英国具有长期照护需求的老年人口规模逐渐扩大,公共财政中用于满足护理需求的支出也随之增加,出现供不应求的情况,因此英国继续改革现行的照护体系
Ohwa(2012)	日本随着老龄化的加深,需要长期照护的老年人逐渐增加,长期照护费用不断上涨,以及不同地区之间医养结合服务提供和收益水平有很大的差距,导致医养结合服务的资金筹集也面临着一些挑战,存在供需不匹配的问题
Hiroshi-Kanasugi (2019)	日本在紧急医疗服务上使用了医疗可获得性的公共医疗服务评价指标,发现没有考虑人口的时间变化,为此对东京地区对比时间和空间的可达性差异,并作出改善医疗服务的措施
Helge-Haugland (2017)	人们对医疗服务的质量度量越来越感兴趣,如急诊医疗服务,但是测量医护人员 EMS (P-EMS)质量的尝试很少,应制定一套质量指标,以提高医疗服务质量
Law-Michael-R (2018)	加拿大地区由于处方药的费用问题,导致许多患者放弃基本需求从而影响了治疗,导致供需不匹配,这成了医疗服务的一大问题

2.3.3 简要评述

综上所述，国内外关于医养结合服务的研究较为丰富。发达国家虽然没有直接提出医养结合，但医养结合服务的相关发展已经较为成熟，不同国家对医养结合服务的探索更是各具特色，都建立了符合自己国情的医疗服务体系。发达国家医养结合服务的内容和形式多样化，并且具有较为完善的筹资模式。但在发展过程中也存在一些问题，医养结合服务成本随着居民医养结合服务需求的增加而剧增，发展资金成为阻碍服务发展的重要问题。其次专业护理人才的不足更是制约服务发展的关键问题。日本、美国目前的医养结合服务有关的专业工作人员更是缺乏，亟须培养大量的医养结合型的综合性人才。

国内医养结合研究起步较晚，现有的医养结合模式的研究更多地停留在定性分析层面，如服务发展的可行性、路径和存在问题。而医养结合服务的实证研究则非常少，使用定量分析方法来研究医养结合模式的服务质量的文献更是缺乏，故研究具有较大的深入空间。因此，本书关于浙江省医养护一体化服务质量的研究恰好可以弥补医养结合服务定量研究方面的缺陷，同时也为其他学者进行医养结合服务的定量研究提供参考。

2.4 医养护一体化的现状分析

医养护一体化的养老模式已经引发学者的高度，国内学者探讨了热点问题和发展趋势，总结了 2010—2020 年医养结合领域前 20 高频关键词（表 2-12）。

表 2-12 2010—2020 年医养结合领域前 20 高频关键词

序号	关键词	频次	中心性
1	医养结合	1650	0.61
2	养老模式	221	0.21
3	养老服务	158	0.13
4	养老机构	153	0.10
5	老年人	145	0.28
6	老龄化	138	0.13
7	人口老龄化	106	0.06
8	养老	75	0.16
9	医养结合模式	61	0.14

序号	关键词	频次	中心性
10	对策	57	0.03
11	影响因素	45	0.07
12	居家养老	39	0.07
13	需求	39	0.08
14	健康老龄化	38	0.07
15	失能老人	38	0.12
16	机构养老	34	0.09
17	社区	33	0.05
18	社区养老	33	0.03
19	医养结合	33	0.08
20	医养结合服务	30	0.05

从 2013 年开始，对医养护结合的社会保障研究增多，对养老模式的探索、养老机构、养老服务、老龄化和对策等领域关注比较多，对医养护结合的概念界定、困境的原因研究较多。

通过文献梳理研究可知，医养护结合研究分为三个发展阶段，一是 2011—2013 年的萌芽阶段。该阶段没有相应的法律措施，出现了医养护的结合。二是 2013—2015 年颁布医养结合的相关法律法规，养老机构和医疗机构相互合作，促进医养发展。三是 2015 年至今，深化完善阶段，明确了医养护结合的工作任务，完善相关政策，促进高质量发展。具体梳理如下。

2.4.1 养老机构与医疗机构相结合

浙江省医养护一体化服务与英国、澳大利亚等国家的医疗制度体系相似，都在努力将基层医疗组织和综合医院的医疗资源结合。居民看病执行基层医疗或者全科医生首诊制度，使医疗资源合理利用，做到小病康复在社区，大病诊治上医院。各级医养护一体化服务网络的打造，促进了医疗、养老、护理等资源的全面整合。

同时，在上海市养老机构"医养结合"提升模式及对策研究中，沈婉婉等（2015）指出，目前的"医养结合"模式存在诸多问题，可从以下几个方面促进未来发展：①健全"医养结合"相关制度；②推进养老资源与医疗卫生资源的合作；③加强老年护理人才建设。此外，张宗光等（2014）认为，通过医疗卫生和养老服务实行一体化资源配置模式，积极推进医疗卫生与养老服务相结合，构建医疗卫生与养老服务相结合的医疗养老模式，建设医疗养老机构，解决当前养老服务机构中缺乏医疗卫生服务的问题，能够达到健康养老的目的。

2.4.2 缺乏高素质、专业化的养老护理人才

"医养护一体化"服务对服务人员的专业性要求非常高，不仅需要掌握养老护理方面的专业知识，同时还要掌握医疗知识、老年心理服务技能，所以养老护理人员的培训周期较长、成本较高，导致培训机构和一些院校不愿开设相关的养老护理专业培训。另外，养老护理人员的工作强度、社会地位较低，但又得不到相应的薪酬和待遇，故养老护理工作对年轻人吸引力不足。因此，缺乏高素质、专业化的养老护理人才已成为制约"医养护一体化"服务的重要因素。

许兴龙等（2017）认为，基于我国医疗卫生服务体系存在着结构不合理、碎片化、资源不足等状况，缺乏对整合过程中各利益主体之间的责权关系及整合后的效果进行评价与分析，当前学界应从医疗卫生服务体系整合的要素及整合模式展开探索。类似地，在国家"保基本、强基层、建机制"的深化医改政策支持下，陈慧斯等（2017）认为，专兼职构成欠合理，仍需进一步充实专职人员队伍和加强专业知识的培训。

为进一步规范医疗卫生机构与养老服务机构签约合作服务行为，切实提高医养签约服务质量，2020 年国家卫生健康委、民政部、国家中医药管理局组织制定了《医疗卫生机构与养老服务机构签约合作服务指南（试行）》。该指南提出医疗机构可以向养老服务机构提供：基本公共卫生服务、疾病诊疗服务、医疗健康服务、医疗护理服务、中医药服务、精神卫生服务、安宁疗护服务、家庭病床服务、急诊急救绿色通道服务、双向转诊服务、药事管理指导、专业培训、传染病防和院内感染风险防控指导、远程医疗服务等。

医疗卫生机构责任：根据签约协议为签约养老服务机构入住老年人提供医疗卫生服务。按照相关规定，完成签约养老服务机构的上门巡诊、医疗卫生人员多机构执业地点备案及医疗卫生人员医疗责任险申报缴纳等工作。

养老服务机构责任：为签约医疗卫生机构提供场所和设施设备、接受指导和培训，落实签约医疗卫生机构提出的老年人健康教育、疾病预防、康复护理、院感管理、疫情防控等。提供老年人健康相关信息，老年人病情需抢救治疗时及时转送医疗卫生机构救治，并联系老年人亲属。维护医疗卫生人员人格尊严和人身安全。协助老年人办理医疗保险转移等相关手续。

2.4.3 社区医疗走进家庭

签约服务促进社区卫生服务工作走进家庭、贴近居民，为辖区居民提供了更加

主动、方便、连续、综合、个性化的卫生服务，减少了慢性病并发症的发生，同时加快了实现人人享有基本医疗卫生服务的目标。

另外，都全荣等（2013）曾得出，社区卫生服务中心在推进家庭医生、乡村医生签约服务工作中做了积极探索，促进了辖区基本公共卫生服务工作任务的落实。切实了解社区医疗走进家庭的具体影响因素，有利于医疗卫生保健服务走进家庭、走进个人，将医养护一体化落到实处。

2020年，社区医疗对重点人群进行医疗卫生服务。第一预约服务，比如为慢性病患者和老人提供全面的预约就诊服务。第二是通过家庭医生电话和老年健康热线服务电话进行电话预约。第三通过 APP 进行线上预约。预约的目的主要是分流患者，一对一服务，减少聚集。社区医疗逐渐加码，更多的社区医生和护理人员加入"医疗聊天"，老人被陪聊，暖心不孤单。

2.4.4　提供远程智慧医疗服务

这项服务方便医生及时了解患者信息，减少患者现实生活的不便，增强医疗服务的服务质量。另外，还可建立社区健康服务信息综合网，方便患者交流经验，以及了解医疗情况，进行网上咨询、网上预约、网上查询等一体化服务。

同时，合理融合物联网、云计算与大数据处理技术，也是解决中国医疗服务需求的关键手段。倪明选等（2013）指出，建立有效的数据模型以实现大规模复杂健康查询的快速和准确响应，是一个巨大的挑战，而智慧医疗更是医疗信息化的重要研究方向。

2020年11月26日，钟南山院士表示5G＋智慧医疗，将改变我们未来的生活方式。5G技术推动了快速的远程筛查、诊断、治疗医学模式，5G＋远程会诊系统，可充分利用优质专家资源，让专家对偏远地区的重症进行会诊，及时进行救治指导。

未来5G时代，智慧治疗解决方案将以5G技术为依托，构建AI辅助诊断的应用，可有效解决供给严重不平衡、误诊、漏诊率高及耗时长等诸多问题。随着5G技术深入应用和不断成熟，远程看护、诊断、手术将逐步开展应用，不仅有助于提高患者的生活质量，而且能够进一步释放医生的生产力，将深刻改变未来医疗体制甚至我们的生活方式。

2.4.5　一对多家庭医生责任制现状

开展责任医生签约服务，维持基层首诊、双向转诊、分级诊疗的就诊秩序。公立医院与基层医疗卫生机构分工协作机制的形成，逐步建立了责任医生与居民之间良好的契约服务关系，使责任医生真正成为居民的健康"守门人"。居民携带相应证件前往社区卫生服务中心，在双方自愿的原则下签订"责任医生签约服务协议书"。一名全科医生原则上最多签订 2000 名居民。

程东英（2017）认为，基层社区家庭医生责任制是医疗卫生体制改革进一步深化的举措之一。冯伟等（2014）也指出我国的家庭医生制度起步相对较晚，全面建立家庭医生责任制服务是当前国家新医改的重要内容之一，也是深化医药卫生体制改革的必然要求。而家庭医生责任制服务开展以来遇到的主要困难和挑战，包括家庭医生人员严重缺乏；卫生政策、经费保障不完善；家庭医生服务流于形式，服务能力不足；团队分工不明确，考核机制不健全；缺乏社会、社区村、居委会支持。

2.5 医养护一体化服务的内容

浙江省积极响应国家精神，努力探索医养结合养老服务模式。但是，"医养护一体化"目前仍然处于初步发展阶段，服务内容涵盖"医疗、养老、护理"等多个方面，服务主体涉及医院、社区、机构等多个主体，在一定程度上难以保证其服务质量，结合当前现状、相关文献与专家访谈，我们确定"整合医疗资源，志愿队伍培训""养老机构与医疗机构结合""社区医疗走进家庭""远程智慧医疗服务"以及"一对多家庭医生责任制"五项医养护一体化服务的主要内容作为研究问题。

2.5.1 整合医疗资源，志愿者队伍培训

目前，浙江省的社区卫生服务中心及社区卫生服务中心站包含的医生、护士医疗知识储备不一，卫生服务意识强度不同。同时，社会上的社区助老员、养老护理员、健康管理师以及志愿者，对医疗服务有着不同的专业知识以及不同的专业方向。医养护一体化服务能够通过整合各种角色的资源，对志愿队伍进行统一的培训，保障医疗服务的安全性、可信性。

2.5.2 养老机构与医疗机构结合

2015 年，由国务院办公厅转发卫生计生委、民政部、发展改革委、财政部、人力资源社会保障部、国土资源部、住房城乡建设部、全国老龄办、中医药局《关于推进医疗卫生与养老服务相结合的指导意见》中表明，要建立健全的医疗卫生机构与养老机构合作机制，就需要鼓励养老机构与周边医疗卫生机构开展多种形式的协议合作。结合方法可以是建立养老联合体，可以是推进基层医疗卫生机构走进社区，也可以是兴办医养结合机构。

2.5.3　社区医疗走进家庭

社区医疗走进家庭，其意为改善医疗服务的后续服务。医生看诊后，要定期询问患者身体状况以及病情。再者，对于行动不便的老年人、慢性病患者等对象，鼓励医生进行走诊，医生上门服务可提高医疗服务质量，给行动不便者、病情需要监控的患者提供便利。对患者的生活方式和健康状况进行评估，并进行体格检查、辅助检查以及提供健康指导。

2.5.4　远程智慧医疗服务

远程智慧医疗服务的服务形式是通过医疗仪器对患者的身体健康情况进行检测，然后检测数据通过数据库进行传输，最后呈现在医生的电脑等设备上。这项服务方便医生及时了解患者信息，减少患者现实生活的不便，增强医疗服务的服务质量。另外，还可建立社区健康服务信息综合网，方便患者交流经验，以及了解医疗情况，进行网上咨询、网上预约、网上查询等一体化服务。

2.5.5　一对多家庭医生责任制

一对多家庭医生责任制是指签约服务（图 2-2）。开展责任医生签约服务，维持基层首诊、双向转诊、分级诊疗的就诊程序。公立医院与基层医疗卫生机构分工

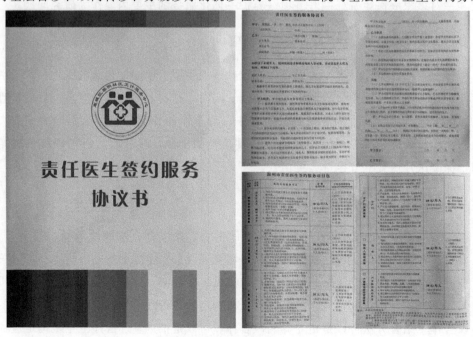

图 2-2　责任医生签约服务协议书

协作机制的形成，逐步建立了责任医生与居民之间良好的契约服务关系，使责任医生真正成为居民的健康"守门人"。居民携带相应证件前往社区卫生服务中心，在双方自愿的原则下签订"责任医生签约服务协议书"。一名全科医生原则上最多签订 2000 名居民。

参考文献

[1] 夏艳玲，钟雨珊. 美国 PACE 整合型照护模式的特征及借鉴 [J]. 卫生经济研究，2019 (4)：55-58.

[2] 白燕，宋梅，刘华. 儒家生命伦理学在医养结合中的应用 [J]. 中国医学伦理学，2019 (1)：91-94.

[3] 臧少敏."医养结合"养老服务的开展现状及模式分析——以北京市为例 [J]. 老龄科学研究，2015 (12)：42-47.

[4] 董莉. 福利多元视角下的医养结合养老服务保障政策研究——以苏州为例 [D]. 苏州：苏州大学，2016.

[5] 朱婧."医养融合"在社区养老中的需求与满足 [D]. 南京：南京大学，2016.

[6] 高言，陆馨怡. 关于"医养结合"新养老模式的研究——以镇江市为例 [J]. 中国集体经济，2019 (9)：165-166.

[7] 李丽琴."医养结合"养老模式研究——以云南省开远市为例 [J]. 大理学院学报，2017 (11)：47-51.

[8] 李豆豆，易艳阳，张艺馨."医养结合"的社区养老模式构建研究 [J]. 人力资源管理，2016 (8)：249-250.

[9] 王雯. 推行"医养结合"养老服务模式的必要性、难点和对策 [J]. 中国老年学杂志，2016 (10)：2538-2540.

[10] 李秀明，冯泽永，王霞，等. 部分二级医院开展医养结合存在的问题及对策分析 [J]. 中国卫生事业管理，2016 (1)：16-18.

[11] 周惠萍，刘颖奥. 第三支柱养老金发展问题及路径探讨 [J]. 劳动保障世界，2019 (30)：23-24.

[12] 朱凤梅，苗子强. 老龄化背景下"医养结合"的内涵、现状及其困境 [J]. 中国卫生经济，2018 (3)：11-15.

[13] 王泽华. 从英美医疗服务体系看我国医养结合模式的推广 [J]. 上海保险，2016 (12)：38-40.

[14] 黄佳豪，孟昉."医养结合"养老模式的必要性、困境与对策 [J]. 中国卫生政策研究，2014 (6)：63-68.

[15] 张晓杰. 医养结合养老创新的逻辑、瓶颈与政策选择 [J]. 西北人口，2016 (1)：105-111.

[16] 王玉芬. 探索医养结合模式的政策思考 [J]. 开放导报，2016 (3)：75-80.

[17] 余强，周平梅. 杭州智慧健康养老和医养结合的实践与思考 [J]. 人口与计划生育，2018 (4)：26-29.

[18] 周杰俣. 医养结合的实施现状与主体参与意愿度调研——以江苏省苏州市为例 [J]. 唯实：现代管理，2018 (6)：22-24.

[19] 杨翠迎，鲁於，汪润泉.社会保险费率的适度性、降费空间及统征统管——基于待遇与基金平衡视角 [J]. 税务研究，2019 (6)：16-23.

[20] 李长远，张举国.国外医疗保障制度城乡统筹发展的经验及其对我国的启示 [J]. 理论导刊，2014 (11)：102-105.

[21] 孟颖颖.我国"医养结合"养老模式发展的难点及解决策略 [J]. 经济纵横，2016 (7)：98-102.

[22] 周绿林，潘丽雯，何娟.基于期望理论的医养结合型养老服务质量研究——以镇江市为例 [J]. 中国集体经济，2016 (7)：78-79.

[23] 杨莉.医养结合的运营模式探究——以武汉市"互联网＋居家养老"为例 [J]. 学习与实践，2019 (11)：101-108.

[24] 罗亚玲.精准施策赋能农村养老保障：西南农村留守老人养老需求与政策供给精准化研究-图书推荐 [M]. 北京：中国社会科学出版社，2021.

[25] 孙霞，于兆丽，薛雅卓，等.互联网＋居家医养结合养老服务现状与服务需求研究 [J] 护理研究，2020，34 (2)：318-321.

[26] 向运华，王晓慧.人工智能时代老年健康管理研究 [J]. 新疆师范大学学报：哲学社会科学版，2019 (4)：98-107.

[27] 孙杰.浅析我国医养结合的研究现状与趋势——基于 CiteSpace 可视化知识图谱分析 [J]. 改革与开放，2021 (23)：52-59.

[28] 沈婉婉，鲍勇.上海市养老机构"医养结合"优化模式及对策研究 [J]. 中华全科医学，2015 (6)：863-865，871.

[29] 张宗光，孙梦露，高上雅，等.对医疗卫生和养老服务实行一体化资源配置模式的思考 [J]. 中国卫生经济，2014 (9)：8-10.

[30] 许兴龙，周绿林，魏佳佳.医疗卫生服务体系整合研究的回顾与展望 [J]. 中国卫生经济，2017，(7)：17-21.

[31] 陈慧斯，李卉，李晶华，等.吉林省县级医疗机构、社区卫生服务中心及乡镇卫生院医院感染管理人力资源现状调查 [J]. 中华医药感染学杂志，2017 (18)：4307-4311.

[32] 都全荣，鞠智业，黄晓磊.居民签约服务在城乡公共卫生服务中的作用 [J]. 社区医学杂志，2013 (13)：29-30.

[33] 倪明选，张黔，谭浩宇，等.智慧医疗——从物联网到云计算 [J]. 中国科学，2013 (4)：515-528.

[34] 程东英.基层社区家庭医生管理机制探讨 [J]. 中国农村卫生事业管理，2017 (07)：766-767.

[35] 冯伟，王洪兴，王君妹，等.关于浦东新区推进家庭医生责任制服务的几点冷思考 [J]. 中华全科医学，2014 (12)：1978-1980.

[36] Ozawa M，Nakayama S. Long-term care insurance in Japan. J Aging Soc Policy，2005 (17)：61-84.

[37] Ada C. Mui. The program of all-inclusive care for the elderly（PACE）[J]. Journal of Aging & Social Policy，2002 (2)：53-67.

[38] Hudson Bob. Interprofessionality in health and social care：the Achilles' heel of partnership? [J]. Journal of interprofessional care，2002，16 (1)：7-17.

[39] McGarry Brian E，Blankley Albert A，Li Yue. The Impact of the Medicare Hospital Readmission Reduction Program in New York State [J]. Medical care，2016，54 (2)：

162-171.

[40]　Jong Chul Rhee，Nicolae Done，Gerard F. Anderson. Considering long-term care insurance for middle-income countries：comparing South Korea with Japan and Germany [J]. Health Policy，2015，119（10）：1319-1329.

[41]　John Creighton Campbell，Naoki Ikegami. Japan's Radical Reform of Long-term Care [J]. Social Policy & Administration，2003，37（1）：21-34.

[42]　Yaniv Azoulay，Andrey Kudryavtsev，Shosh Shahrabani. Accumulating approach to the life-cycle pension model：practical advantages [J]. Financial Theory and Practice，2016，40（4）：413-436.

[43]　Temkin-Greener Helena，Bajorska Alina，Mukamel Dana B. Disenrollment from an acute/long-term managed care program（PACE）[J]. Medical care，2006，44（1）：31-38.

[44]　Marty Lynch，Mauro Hernandez，Carroll Estes. PACE：has it changed the chronic care paradigm? [J]. Social Work in Public Health，2008（4）：3-24.

[45]　Ohwa Mie，Chen Li-Mei. Balancing long-term care in Japan [J]. Journal of gerontological social work，2012，55（7）：659-672.

[46]　Tianqi Xia，Xuan Song，Haoran Zhang，et al. Measuring spatio-temporal accessibility to emergency medical services through big GPS data [J]. Health and Place，2019，56：53-62.

[47]　Haugland Helge，Rehn Marius，Klepstad Pål，et al. Developing quality indicators for physician-staffed emergency medical services：a consensus process [J]. Scandinavian journal of trauma，resuscitation and emergency medicine，2017，25（1）：1-8.

[48]　Law Michael R，Cheng Lucy，Kolhatkar Ashra，et al. The consequences of patient charges for prescription drugs in Canada：a cross-sectional survey [J]. CMAJ open，2018，6（1）：63-70.

第**3**章
理论模型

3.1 顾客价值理论

不同的学者从不同的角度对顾客价值进行了定义（表 3-1）。

表 3-1 顾客价值理论定义

学者	定义
Drucker	顾客购买和消费的不是产品，而是价值，尽管学者都使用了顾客价值这一概念，却都没有对其进行详细的描述与解释
Zaithaml	首先从顾客角度提出了顾客感知价值理论，她将顾客感知价值定义为：顾客所能感知到的利得与其在获取产品或服务中所付出的成本进行权衡后对产品或服务效用的整体评价。即顾客感知价值既取决于顾客感知到的品牌属性，又取决于顾客需求和追求的目标，也就是顾客的消费期望和价值期望。顾客价值是一种主观感受因素，是根据不同顾客的心理感受，对产品或者服务进行的直观评价
Anderson Jain Chintagunta Monroe	从单个情景的角度，顾客价值是基于感知利得与感知利失的权衡而对产品效用的综合评价
Ravald Gronroos	从关系角度出发，重点强调关系对顾客价值的影响，将顾客价值定义为：整个过程的价值＝（单个情景的利得＋关系的利得）/（单个情景的利失＋关系的利失），认为利得和利失之间的权衡不能仅仅局限在单个情景（episode）上，而应该扩展到对整个关系持续过程的价值（total episode value）衡量
吕庆华	顾客价值理论包括顾客价值的个性化、顾客价值的动态性和影响顾客价值因素的多样性这三个特点。顾客价值理论运用广泛，在供应商给买家供应货物和企业给顾客提供服务等方面都有涉及
华豫民	将顾客价值理论运用在农民工手机消费方面，从农民工的消费结构，搭建起农民工手机消费的顾客理论模型，结合探索性因子分析得出农民工自身特点对其手机购买行为的影响并不显著

续表

学者	定义
李扣庆	作为供应商和企业，要根据买家和顾客的需求、主观消费观念，从顾客的利得或对服务的整体评价方面来得出顾客价值，从而参与到顾客的生产经营活动的过程中，为顾客带来利益。产品或服务对顾客提供了五种价值：功能价值、社会价值、认知价值、情感价值和情境价值。消费者感知到的顾客价值越高，他们就会对消费过程越满意。顾客价值理论在实体的顾客和企业之间运用显著，企业可以根据顾客的整体评价，进行企业的改进，实现企业利益最大化

　　从顾客价值的概念中，我们不难总结出顾客价值的几个基本特征：①顾客价值是顾客对产品或服务的一种感知，是与产品和服务相挂钩的，它基于顾客的个人主观判断；②顾客感知价值的核心是顾客所获得的感知利益与因获得和享用该产品或服务而付出的感知代价之间的权衡（trade off），即利得与利失之间的权衡；③顾客价值是从产品属性、属性效用到期望的结果，再到客户所期望的目标，具有层次性。

　　在医养护一体化服务中，签约人员根据顾客价值的主观因素，在进行医养护服务之前，从顾客对医养护一体化服务的消费期望中，了解顾客的需求，并搭建医养护顾客价值理论模型。签约医生根据签约的社区居民初始的顾客价值理论模型中的需求进行针对性治疗，在治疗结束之后，签约居民根据签约医生的服务进行自我感知后的价值期望，消费期望和价值期望相比较，得出属于签约居民专属的顾客价值。

　　运用顾客价值理论结合医养护一体化服务理论，以社区卫生服务中心为主体，社区居民作为顾客，为满足社区居民在医疗方面的个性化需求，综合不同居民的医疗健康需求，医疗机构应提供不同的针对性服务。从服务中，我们了解到签约社区居民的动态性和影响签约社区居民对医养护服务期望的因素，由此，可以根据社区居民不同的需求展开服务，结合患者的切身感受和实际提供的服务差异，提出医养护一体化服务的服务质量差异。根据差异，为医养护一体化服务提供改进方案。

3.2　马斯洛需求层次理论

　　马斯洛的需求层次结构是心理学中的激励理论，包括人类需求的五级模型，通常被描绘成金字塔内的等级。从层次结构的底部向上，需求分别为：生理需求、安全需求、归属与爱的需求、尊重需求和自我实现需求。

　　而此理论普遍运用于现代行为科学领域，同时也在企业员工激励和消费者满意（CS）战略方面适用度较高。以消费者满意战略方面的应用来说，每一个需求层次上的消费者对产品的要求都不一样，即不同的产品满足不同的需求层次。将营销方法建立在消费者需求的基础之上考虑，不同的需求产生不同的营销手段。

对于医养护领域来说，老年人也同样是此领域的"消费者"。以老年人实际需求层次为导向建立具体发展方向与框架，马斯洛需求层次正是非常好的指导理论。每一个需求层次上的老年人对养老的要求都不一样，将医养护一体化的发展方向建立在老年人需求的基础之上考虑，应以老年人的这五个层次的需求为切入点，"多措并举"提高医养结合模式养老服务满意度，推动医养结合养老模式的发展。

按照此理论框架对目前医养护一体化发展的指导意义可从上述提到的五个层次的需求着手展开讨论。

生理需求：是指人类维持自身生存的最基本要求，包括饥饿、口渴、穿衣、居住、健康等方面的基础生存需求。就老年人来说，更主要地侧重于通过更便利的居住设施、更适合老年人脾胃和生理健康状态的饮食，比如针对高血压、高血脂、糖尿病、尿酸偏高等老年人群高发的疾病安排更清淡但保障营养均衡的餐食。再比如在卫生间、浴室和卧室床边设置一些助行、借力和防滑的设施等。

安全需求：是指人对安全、秩序、稳定以及免除恐惧、威胁与痛苦的需求。对老年人而言，则可以体现在加强居住地安保措施、加装室内监控、一键报警、求助等功能设置。

归属与爱的需求：是指人要求与他人建立情感联系，以及在某一群体中享有爱或者一定地位的需要。对医养护一体化体系之下的老年人群体来说，则可以体现在提升同龄人交流、组织有效的文体活动、结对活动等。

尊重需求：既包括对成就或自我价值的个人感觉，也包括他人对自己认可与尊重。我们可以在关心照顾老年人之余，减少一些过度的保护与帮助，让老年人感受到自己并非一无是处。

自我实现需求：是指人希望最大限度地发挥自身潜能，不断完善自己，完成与自己的能力相称的一切事情，实现自己理想的需要。我们可以适当鼓励老年人培养一些可以实现的个人爱好并适当给予经济和精神方面的支持，以让其感受到生命的意义以及自我实现的愉悦，也对老年人的精神健康有一定的积极作用。

3.3 福利多元主义

福利多元主义是指社会福利可以由公共部门、营利组织、非营利组织、家庭和社区共同负担，政府角色转变为福利服务的规范者、福利服务的购买者、物品管理的仲裁者以及促进其他部门从事服务供给的角色，其中两个最主要的方面是参与和分权，主张政府不再是社会福利的唯一提供者。

福利多元主义主张福利来源的多元化，主要用于应对西方福利国家的危机，对传统福利模式提起反思，是为解决福利国家的危机而积极寻求的一种思维方案。主张福利的供给既不能完全依赖市场，也不能完全依赖国家，福利是全社会的产物。福利多元主义的看法是不一定要由国家包揽，民间社会也要改参与，福利产品的供应可以来自四方面：国家、家庭、商营部门和志愿机构，而且来源越多越好。

同样的，养老服务也是社会福利的一种细分体现，社会养老需求需要国家福利体制的引导与支持。但同时也不能完全依赖国家，要将视角扩展至市场和民间组织，充分利用社区、家庭和志愿机构等一同参与养老体系的构建。

而运用到医养护一体化领域中，大致方向可为：打造医养护一体化的资源可以来源多元化，通过国家、家庭、商营部门和志愿机构，从多种方面丰富和完善医养护一体的模式。从历史的角度看，家庭一直都是福利的基本提供者，对于医养护一体化的养老服务来说也是如此。再次，市场、国家和家庭作为单独的福利（养老服务）提供者都存在一定的缺陷，三个部门联合起来才能相互补充，扬长避短。如国家和市场提供社会福利是为了纠正"家庭失灵"，家庭和志愿组织提供福利是为了补偿市场和国家的失灵。

3.4 SERVQUAL 模型

SERVQUAL 意为服务质量评价。SERVQUAL 模型理论则是一种多变量的顾客感知的服务质量度量的方法，其理论核心是"服务质量差距模型"，也就是"服务质量取决于用户所感知的服务水平与用户所期望的服务水平之间的差别程度"（因此又称为"期望—感知"模型），用户的期望是开展优质服务的先决条件，提供优质服务的关键就是要超过用户的期望值。

该模型广泛运用于服务性行业，并且该模型的研究是基于电话维修、银行零售和保险业的，虽然这三个行业无法代表所有服务行业，但是通过对于这三个行业的研究，可以得出 SERVQUAL 模型在服务行业运用的重要性。SERVQUAL 评价模型是一种事前研究，即在顾客最终体验服务产品带来利益前就对 SERVQUAL 的问卷做出了回答，是消费者的初始期望。在顾客从消费服务中体验后，根据初始的期望和实际的期望得出最终期望。

20 世纪 80 年代末，营销学家派瑞塞姆等人关于服务质量及其测评的理论体系堪称 20 世纪末国际上最具影响力的研究之一。到目前为止，围绕 SERVQUAL 的研究与实验已有数百篇的期刊论文发表，该理论体系主要由服务质量概念、服务质量评价差距模型以及服务质量诊断工具等几部分构成。该理论成为进行服务质量评价研究体系的理论基础。

对于服务质量的评价研究，Parasuraman 等在 1985 年最早提出的 SERVQUAL 模型得到了许多营销专家的认可，被认为是适用于评估各类服务质量的典型方法。该模型指出了在顾客接受服务过程中存在 5 种差距，而服务质量管理的关键就是对这 5 种差距进行管理。差距一是顾客对服务质量的期望与管理人员对顾客期望的理解之间的差距。差距二是管理人员对顾客期望的理解与管理人员所确定的服务质量标准之间的差距。差距三是服务生产与服务质量标准之间的差距。差距四是企业通过市场营销活动对顾客承诺的服务与实际提供给顾客的服务之间的差距。差距五是顾客感知的服务质量与顾客所期望的服务之间的差距。该模型告诉管理者，在出现了服务质量问题时应该从哪些方面去寻找原因，以及如何寻求适当的方法来缩小各种差距，从而为制定提高顾客的感知服务质量的战略和战术提供了理论基础。顾客对服务的期望特性和确定方法见图 3-1。

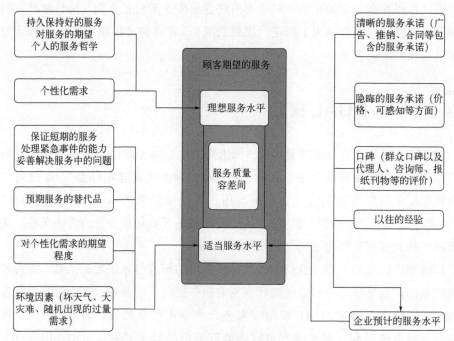

图 3-1　顾客对服务的期望特性和确定方法

从 1985 年开始，学术上提出了 SERVQUAL 度量十个维度，包括可靠性、响应性、胜任性、接近性、礼貌性、沟通性、信用性、安全性、了解性和有形性。陈学涛、易东、张萍在《SERVQUAL 模型在医疗行业的应用设计研究》中表示，SERVQUAL 模型在不同的行业中的运用都需要结合行业特点进行微调。在医疗行业，需要从患者的心理入手，运用五个差距和十个维度来探究技术质量和功能质量的关系。杜远、陈光普在研究中运用 SERVQUAL 模型，他们将评价指标体系分为三级层次。SERVQUAL 模型还在服务型政府绩效评价等更多领域中得到运用。

SERVQUAL 是一种具有服务质量属性和特性的服务质量测量表，能有效测量顾客感知服务质量的水平。SERVQUAL 模型以顾客为导向，测量顾客对某项服务的期望和感知值，并计算两者的差距，从而作为衡量服务质量优劣的标准。

服务质量是顾客感知的对象；服务质量既要有客观方法加以制定和衡量，更多地要按顾客主观的认识加以衡量和检验；服务质量发生在服务生产和交易过程之中；服务质量是在服务企业与顾客交易的真实瞬间实现的；服务质量的提高需要内部形成有效管理和支持系统。

很多医养护一体化服务质量的衡量方法（结果）常沿着患者的就医程序进行研究，如从入院办理到医生查房，医务人员的服务态度。这些研究从服务的提供方入手，忽略了医养护一体化服务受众的感受。我们认为服务质量的评价要根据社区签约居民的主观感知来着手，并着眼于他们的需求。通过计算社区签约居民的期望质量和感知质量的差值就可以得出顾客最终的服务质量，服务质量就代表了签约居民所感受到的服务的多少，是自身的主观意识。由此得出，签约居民的需求为医疗机构开展优质服务提供了前提条件，也为医疗机构衡量服务提供者的表现提供了重要依据。

利用 SERVQUAL 模型理论，对签约健康服务协议的居民进行其相关情况的测评，区分出对患者签约健康服务协议有影响的不同的服务质量特性，再根据其数据结论，作为后期患者满意度测评辅助研究的参考数据，找出提高患者满意度的切入点，从而对医养护一体化服务的改进提出建议和意见。服务质量研究能够带来巨大的经济效益和社会效益，可以提升我国医养护服务的服务质量，提升医养护服务的整体水平。

3.5 聚类分析

聚类分析（cluster analysis）是一组将研究对象分为相对同质的群组（clusters）的统计分析技术。聚类分析也叫分类分析（classification analysis）或数值分类（numerical taxonomy）。聚类分析是数据挖掘的主要任务之一。而且聚类能够作为一个独立的工具获得数据的分布状况，观察每一簇数据的特征，集中对特定的聚簇集合做进一步地分析。聚类分析是一种探索性的分析，在分类的过程中，人们不必事先给出一个分类的标准，聚类分析能够从样本数据出发，自动进行分类。

1967 年，MacQueen 提出了在给定聚类数和初始聚类中心条件下，样本各自归属的类别中心的距离平方和最小的 K 均值算法。这种聚类算法已经成为聚类分析中的最为经典且广为应用的一种聚类算法。1990 年，Kaufman 和 Rousseeuw 提出围绕中心点的划分算法（Partitioning Around Medoids）——PAM 算法，但此聚类算法对噪声不敏感，而且不受数据输入顺序影响，所以只是被广泛应用于生物学领域。1996 年，Zhang 等人提出：利用层次方法进行平衡迭代制约聚类 BIRCH 算法（Balanced Iterative Reducing and Clustering using Hierarchies），此算法首次提出了通过局部聚类对数据库进行预处理思想。2007 年，Freg 等人提出了近邻传播聚类算法（Affinity Propagation clustering，简称 AP 算法），这种算法是通过数据点之间的消息传递产生的高质量聚类中心的一种算法，它能够更快地处理大规模数据，可以通过实验得到稳定的聚类结果。

医养护一体化服务是通过社区居民的评价来进行服务质量影响因素的研究，聚类分析可以使多维变量根据自身的变动规律，通过矩阵运算等方式有效的降维和归类。我们对受访者（样本）的基本信息进行了解，并对居民所感知的服务水平与居民所期望的服务水平之间的差异进行了调查记录和量化赋值，得出因子得分情况。使用聚类方法，分析影响浙江省医养护一体化服务质量的主要因素，最终得出结论。

3.5.1 聚类分析的概述

聚类分析指将物理或抽象对象的集合分组为由类似的对象组成的多个类的分析过程。它是一种重要的人类行为。

聚类分析的目标就是在相似的基础上收集数据来分类。聚类源于很多领域，包括数学、计算机科学、统计学、生物学和经济学。在不同的应用领域，很多聚类技术都得到了发展，这些技术方法被用作描述数据，衡量不同数据源间的相似性，以及把数据源分类到不同的簇中。

3.5.2 聚类分析的流程

首先，根据已知的定量数据或者定性数据，计算样本或者变量之间亲疏关系的统计量（主要通过样本之间的距离、样本的相关系数来确定）。其次，根据某种准则（重心法、最长距离法、最短距离法、类平均法等），利用统计量将样本或者变量分类，使同一类内的差别较小，最终的结果就是将样本或者变量分成若干类。具体程序见图 3-2。

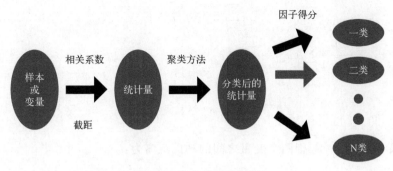

图 3-2 聚类分析程序图

3.5.3 聚类分析的方法

对 N 个样本进行分类的方法为 Q 型聚类法，其统计量为"距离"；而按照 K 个变量（或者指标）进行分类的方法为 R 型聚类法，其统计量用"相似系数"表示。下面介绍一种截距与相关系数的计算方法。

（1）谱系聚类

该方法主要是把问卷统计得到数据看成空间的点，点与点之间可以用边连接起来。距较远的两个点之间的边权重值较低，而距离较近的两个点之间的边权重值较高，通过对所有数据点组成的图进行切图，使之子图边权重和尽可能的低，子图内的边权重和尽可能的高，从而达到聚类的目的。

通过谱系聚类图观察分类个数，分类线与刻度线相交的点就是类间距离，即组内平均距离，它指的是各数据点两两之间距离的平均。

1）相关系数

相关系数指的一般都是 N 个变量（指标）之间的相关系数。

第 i 个变量与第 j 个变量之间的相关系数定义为：

$$r_{ij} = \frac{\sum_{a=1}^{p}(x_{ia} - \overline{x}_i)(x_{ja} - \overline{x}_j)}{\sqrt{\sum_{a=1}^{p}(x_{ia} - \overline{x}_i)^2 \cdot \sum_{a=1}^{p}(x_{ja} - \overline{x}_j)^2}} \quad -1 \leqslant r_{ij} \leqslant 1$$

其中 $R = (r_{ij})$，且 $r_{11} = r_{22} = \cdots = r_{nn} = 1$，然后就可以根据 R 对 N 个变量进行分类。

2）马氏距离

该概念是由印度统计学家 Mahalanobis 于 1936 年引入的，故称之为马氏距离。

设 $\sum$ 表示变量（或指标）的协方差阵即：

$$\sum = (\sigma_{ij})_{p \times p}$$

其中 $\sigma_{ij} = \dfrac{1}{n-1} \sum_{a=1}^{n} (x_{ai} - \overline{x}_i)(x_{aj} - \overline{x}_j) \quad i, j = 1, \cdots, p$

$$\overline{x}_i = \frac{1}{n} \sum_{a=1}^{n} x_{ai} \qquad \overline{x}_j = \frac{1}{n} \sum_{a=1}^{n} x_{aj}$$

如果存在 $\sum^{-1}$，则两个变量之间的马氏距离为：

$$d_{ij}^2(M) = (X_i - X_j)' \sum{}^{-1} (X_i - X_j)$$

（2）K 均值聚类（K-means cluster，快速聚类）

初始化：选择（或认为指定）某些记录作为凝聚点

循环：

1）按就近原则将其余记录向凝聚点凝聚；

2）计算出各个初始分类的中心位置（均值）；

3）用计算出的中心位置重新进行聚类；

4）如此反复循环，直到凝聚点位置收敛为止。

参考文献

[1] 吕庆华. 试论顾客价值理论及其思想基础 [J]. 经济问题探索，2005（9）：63-66.

[2] 华豫民. 基于顾客价值理论的农民工手机购买行为分析 [J]. 中国农村经济，2010（9）：82-90.

[3] 李扣庆. 试论顾客价值与顾客价值优势 [J]. 上海财经大学学报，2001（3）：16-25.

[4] 徐明，于君英. SERVQUAL 标尺测量服务质量的应用研究 [J]. 工业工程与管理，2001（6）：6-9.

[5] 陈学涛，易东，张萍. SERVQUAL 模型在医疗行业的应用设计研究 [J]. 激光杂志，2009（1）：94.

[6] 杜远，陈光普，A 集团公司职能部室服务质量评价与改进——基于 SERVQUAL 模型 [J]. 经营与管理，2016（9）：32-34.

[7] 罗晓光，申靖，SERVQUAL 模型在服务型政府绩效评价中的应用研究 [J]. 经济纵横，2006（6S）：23-26.

[8] James C. Anderson，Dipak C. Jain，Pradeep K. Chintagunta. Customer Value Assessment in Business Markets：[J]. Journal of Business To Business Marketing，1992，1（1）：3-29.

[9] Monroe K B. Pricing-making profitable Decisions [M]. NewYork：McGrawHill，1991.

[10] Annika Ravald，Christian Grönroos. The value concept and relationship marketing [J]. European Journal of Marketing，1996，30（2）：19-30.

[11] Parasuraman A P，Zeithaml V A，Berry L L. A Conceptual Model of Service Quality and its Implications for Future Research [J]. Journal of Marketing，1985，49（4）：41-50.

[12] MacQueen J. Some Methods for Classification and Analysis of Multivariate Observations [C]. Proceedings of the Fifth Berkeley Symposium on Mathematical Statistics and Probability. Califonia：University of California Press，1967：281-297.

[13] Kaufman L，Rousseeuw P J. Finding Groups in Data：an Introduction to Cluster Analysis [M]. NewYork：John Wiley and Sons，1990.

[14] Zhang T，Ramakrishnan R，Livny M. An efficient data clustering method for very large databases [C]. Proceedings of the 1996 ACM SIGNOD International Conference on Management of Data. NewYork：ACM Press，1996：103-114.

[15] Frey B J，Dueck D. Clustering by passing messages between data points [J]. Science，2007，315 (5814)：972-976.

第4章

医养护一体化服务质量的指标体系
构建过程——以浙江省为例

要对医养护一体化服务的服务质量进行评价，首先需要研究调查医养护一体化服务发展中存在的问题（以浙江省为例），再确定医养护一体化服务的研究维度，根据顾客价值理论和 SERVQUAL 模型理论。本书将问题按 SERVQUAL 十维度展开分析，具体化成指标，构成医养护一体化服务指标体系。

4.1 浙江省医养护一体化服务发展问题

浙江省"医养护一体化"服务，不以支付能力、健康状况为限制条件，为所有社区居民的健康医疗提供保障，不仅有利于提高居民的健康医疗水平，同时对浙江省构建多层次的医疗服务体系，形成特色医养结合的格局具有重要的作用。以综合性、特色化的医疗服务内容等优势吸引众多社区居民参与，但也存在一些问题制约着"医养护一体化"服务的发展。

4.1.1 服务对象参与性不高

"医养护一体化"服务的实施依托社区，而社区目前没有充足的养老和医疗资源，面对老年人日益增长的健康养老需求，且就社区目前的养老、医疗和护理水平而言，很难满足老年人高质量的养老服务需求。同时，"医养护一体化"服务作为一项新的公共服务，目前没有形成完善的服务体系和较高层次的服务水平，因此无法吸引更多的居民参与其中。

其次，服务宣传不到位，没有形成良好的舆论氛围。服务的推广主要以社区卫生服务中心和社区居委会宣传的形式展开，宣传形式单一使得服务在居民群体中的知晓率及关注度非常低，相应地，参与度也比较低。

4.1.2　服务内容偏向单一

人民的经济能力提升，促进了其发展型需求增加，对于自己的健康生活，不再是简单地希望延长寿命，更多的是想增加健康寿命以提高生命质量，尤其是老年人健康养老的需求越来越突出，单一的养老服务或者医疗服务已无法满足其需求，医疗和养老相结合的服务才能真正得到其认可。

"医养护一体化"服务作为多元化的服务，服务内容包括养老、医疗和护理，而目前的服务中表现突出的是社区全科医生签约服务，养老服务和康复护理服务并没有如医疗服务一样得到重视，实际提供的服务内容集中于一方面，较为单一。不同的居民对服务有着不同的需求，而服务主体没有就社区居民的需求进行全面评估，不能真正明确人们的服务需求，导致服务内容和服务需求不相吻合。

4.1.3　养老护理人才短缺

失能、失智老年人是老年群体中的弱势群体，对养老护理服务的需求会比一般老人更为强烈，而目前的"医养护一体化"服务中社区的养老人员和护理人员非常缺乏，并且现有的养老护理人员缺少专业的护理知识，难以为失能、失智老年人提供有效的护理服务。此外，目前的养老护理人员队伍年龄结构偏大，多为中老年人，没有固定的编制，人员流动性很大，其护理的专业水平、业务能力、服务质量难以得到保证。

"医养护一体化"服务对服务人员的专业性要求非常高，不仅需要掌握养老护理方面的专业知识，还要同时掌握医疗知识、老年心理服务技能等，所以养老护理人员的培训周期较长、成本较高，导致培训机构和一些院校不愿开设相关的养老护理专业培训。另外，养老护理人员的工作强度较高、社会地位较低，但又得不到相应的薪酬和待遇，故养老护理工作对年轻人吸引力不足。因此，缺乏高素质、专业化的养老护理人才已成为制约"医养护一体化"服务的重要因素。

4.1.4　绩效考核不规范

"医养护一体化"服务目前没有较为完善的绩效考核标准，各个城区缺少统一的、有效的服务实施情况的考核依据，并且现有的考核方法也存在考核指标不合理的问题。缺少标准的绩效考核方法，不能准确考察服务的实施效果，不仅无法发现服务存在的问题，而且也无法激励工作人员提高工作的积极性、主动性。

绩效考核的标准和细则应结合实际情况，根据服务质量、居民满意度、居民签约数量等量化数据进行全面、科学的设置。"医养护一体化"服务作为综合性的服务，绩效考核应从养老、医疗和护理服务全方位地进行，不但要考核社区全科医生的绩效，而且要考核社区养老、护理人员的工作情况。绩效考核应以一个区域为考核单位，而不应以某一个工作人员为考核单位，这样才可以较好地反映服务实施的整体情况。

综上所述，浙江省"医养护一体化"服务目前还存在很多不完善的地方，因此本书通过研究"医养护一体化"综合服务质量发现自身的问题，以此有针对性地改善服务，有效解决上述问题。根据浙江省"医养护一体化"服务目前的发展情况，笔者认为服务应以服务工作的常态化、服务范围的普及化、服务对象的多元化和服务内容和方式的特色化为未来的发展方向，让这种优质的服务惠利辐射更多的群体。

4.2 医养护研究问题的选取

在研究医养护一体化服务的过程中，我们通过学习顾客价值理论和 SE-RVQUAL 模型理论，加之深入研究理解，确定了医养护服务研究问题。

许兴龙等（2017）认为，基于我国医疗卫生服务体系存在着结构不合理、碎片化、资源不足等状况，缺乏对整合过程中各利益主体之间的责权关系及整合后的效果进行评价与分析，当前学界应从医疗卫生服务体系整合的要素及整合模式展开探索。类似地，在国家"保基本、强基层、建机制"的深化医改政策支持下，陈慧斯等（2017）认为，专兼职构成欠合理，仍需进一步充实专职人员队伍和加强专业知识的培训。

在上海市养老机构"医养结合"提升模式及对策研究中，沈婉婉等（2015）指出，目前的"医养结合"模式存在诸多问题，可从以下几个方面促进未来发展：①健全"医养结合"相关制度；②推进养老资源与医疗卫生资源的合作；③加强老年护理人才建设。此外，张宗光等（2014）认为，通过医疗卫生和养老服务实行一体化资源配置模式，积极推进医疗卫生与养老服务相结合，构建医疗卫生与养老服务相结合的医疗养老模式，建设医疗养老机构，解决当前养老服务机构中缺乏医疗卫生服务的问题，能够达到健康养老的目的。

另外，都全荣（2013）等指出，社区卫生服务中心在推进家庭医生式、乡村医生签约式服务工作中做了积极探索，促进了辖区基本公共卫生服务的工作任务的落实。切实了解了社区医疗走进家庭的具体影响因素，有利于医疗卫生保健服务走进家庭，走进个人，将医养护一体化落到实处。

同时，合理融合物联网、云计算与大数据处理技术，也是解决中国医疗服务需求的关键手段。倪明选等（2013）指出，建立有效的数据模型以实现大规模复杂健康查询的快速和准确响应，是一个巨大的挑战，而智慧医疗更是医疗信息化的重要研究方向。

程东英（2017）曾认为，基层社区家庭医生责任制是医疗卫生体制改革进一步深化的举措之一。冯伟（2014）等也指出我国的家庭医生制度起步相对较晚，全面建立家庭医生责任制服务是当前国家新医改的重要内容之一，也是深化医药卫生体制改革的必然要求。而家庭医生责任制服务开展以来遇到的主要困难和挑战，包括家庭医生人员严重缺乏；卫生政策、经费保障不完善；家庭医生服务流于形式，服务能力不足；团队分工不明确，考核机制不健全；缺乏社会、社区村、居委会支持。

综上所述，浙江省"医养护一体化"服务目前还存在很多不完善的地方，因此本书通过研究"医养护一体化"服务质量发现现存问题，并有针对性地改善服务。根据浙江省"医养护一体化"服务目前的发展情况，结合相关文献以及专家访谈，我们确定"整合医疗资源，志愿队伍培训""养老机构与医疗机构结合""社区医疗走进家庭""远程智慧医疗服务"和"一对多家庭医生责任制"五项医养护一体化服务的主要内容作为研究问题。

4.3　研究变量指标的确定

在 1985 年就提出了十个分析维度，作为消费者服务品质感受的主要成分。以十个不同层面来探究服务质量的影响因素。在 1988 年调查问卷的基础上，通过对量表的信度、效度的分析，将维度合并为五个维度。同时，PZB 服务质量研究组合强调，在将 SERVQUAL 应用于不同行业时，要根据行业特点进行微调。医疗行业 SERVQUAL 模型设计见图 4-1。

SERVQUAL 模型广泛用于服务型行业，用以理解目标顾客的服务需求和感知。SERVQUAL 在旅游业服务、商业银行服务、网购快递服务等行业均有广泛的运用，这些服务行业的信息双方共享，服务提供者与服务享受者所了解的信息对等。医疗行业所需服务的服务对象繁多，涉及的人员文化程度不等、年龄结构不等、家庭情况不同。人们对医疗行业的要求较其他服务行业而言更高。本书就浙江省家庭型医养护一体化的服务质量需要精确仔细的划分，于是选择 SERVQUAL 模型中最初的可靠性、反应性、胜任性、接近性、礼貌性、沟通性、信用性、安全性、了解性和有形性等十个维度进行划分。

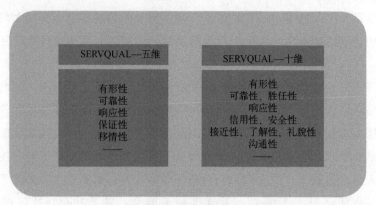

图 4-1　医疗行业 SERVQUAL 模型设计

其中，十维度在浙江省医养护一体化服务中，对应的主要成分分析见图 4-2。

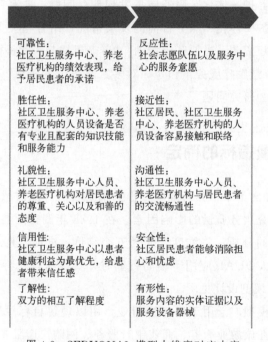

图 4-2　SERVQUAL 模型十维度对应内容

接着，确定本书提出五个影响医养护一体化服务质量的问题如下。

1）如何整合医疗资源并进行资源队伍培训？

2）如何将养老机构与医疗机构结合？

3）社区医疗走进家庭的影响因素有哪些？

4）进行智慧医疗服务的条件有哪些？

5）一对多家庭医生责任制的影响因素有哪些？

并将发展问题与研究问题紧密联系，并提供维度及文本证据示例（表 4-1）。

表 4-1 文本证据示例

发展问题	研究问题	文本证据示例	维度
服务对象参与性不高	养老机构与医疗机构结合	对"医养结合"模式的倾向方面，60.7%的老人倾向养老机构中设立医疗机构，与定点医院挂钩。期望政府对养老体系采取的措施方面，59.8%的老人希望政府能增加对养老院的补贴，降低入住费用；50.8%的老人希望政府增加对养老院的投入，改善养老环境。对养老体系的建议方面，60.3%的老人建议增加家庭养老补贴费用，53.6%的老人建议将入住养老院费用纳入医保	有形性安全性
服务内容偏向单一	远程智慧医疗服务	以"感、知、行"为核心，旨在建立一个智能的远程疾病预防与护理平台。"感"即以物联网技术为基础，利用多种传感器实时跟踪各种生命体征数据传送到医疗数据中心。"知"即利用大数据存储与处理平台，应用数据挖掘和知识发现理论对医疗历史数据进行建模与分析。"行"即将实时跟踪与历史数据的分析结果，通过云服务的方式给医务人员作为诊疗参考，或为终端用户直接提供医疗护理方案	安全性有形性信用性可靠性了解性胜任性
养老护理人才短缺	社区医疗走进家庭	通过完善顶层设计、加强全科医生队伍建设、提高综合服务能力、转变服务方式、转变患者用药观念等方面进一步完善双向转诊工作	可靠性信用性沟通性礼貌性接近性安全性
	一对多家庭医生责任制	为实现以签约服务的方式促进社区卫生服务工作走进家庭、贴近居民，为辖区居民提供更加主动、方便、连续、综合、个性化的卫生服务，减少慢性病并发症的发生，加快实现人人享有基本医疗卫生服务的目标。安丘市兴安街道社区卫生服务中心在推进家庭医生式、乡村医生签约服务工作中做了积极探索，促进了辖区基本公共卫生服务工作任务的落实	可靠性接近性了解性信用性
绩效考核不规范	整合医疗资源，志愿队伍培训	基层护理人力资源发展较快，但是护理人力资源仍然不足，结构有待提升，培训必须加强，重医疗轻护理的思想需纠正，绩效考核分配制度要完善，对护理事业发展投入等方面需加大力度，以巩固、稳定、充实和发展基层护理队伍	有形性接近性反应性胜任性

最后，将五个问题根据十个维度展开，寻找对应维度的家庭型医养护一体化服务影响因素指标。经研究讨论，得出如下图所示的指标。

浙江省医养护一体化综合服务质量评价体系的设计主要的步骤为：首先通过SERVQUAL适用性的转换，然后结合相关文献以及专家访谈等方法，再尽量援引既有量表指标的原则下，完成评价。

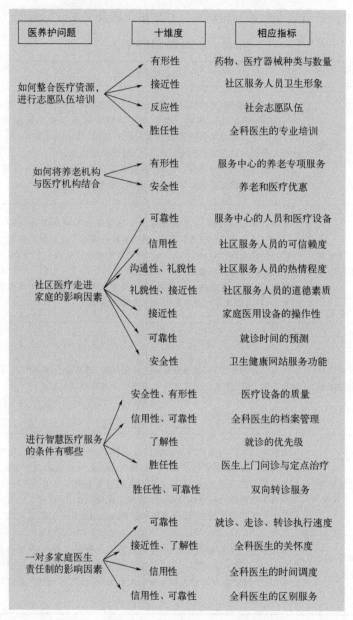

图 4-3 SERVQUAL 模型的十维度问题分析

由图 4-3 可知，关于医养护一体化服务的五方面内容转化五个问题，最后得到的 22 个医养护一体化服务质量指标来构成最终的医养护服务质量评价指标体系，将每个指标进行指标变量编号（例：S1）。以 SERVQUAL 模型十维度为分类基准，构成医养护服务质量一体化评价指标体系（表 4-2）。

表 4-2　医养护一体化服务质量评价指标体系

十维度	编号	相应指标
可靠性	S1	社区卫生服务中心、养老医疗机构及人员设备
	S2	就诊时间的预测
	S3	全科医生的档案管理
	S4	双向转诊服务
	S5	就诊、走诊、转诊等服务的执行速度
	S6	全科医生的区别服务
反应性	S7	社会志愿队伍
胜任性	S8	全科医生在社区卫生服务中心、养老医疗机构的培训
	S9	全科医生上门问诊与定点治疗
接近性	S10	社区、养老医疗机构服务人员卫生形象
	S11	家庭医用设备的操作性
	S12	全科医生的关怀度
礼貌性	S13	社区卫生服务人员、养老医疗机构工作人员的道德素质
沟通性	S14	社区卫生服务人员、养老医疗机构工作人员的热情程度
信用性	S15	社区卫生服务人员、养老医疗机构工作人员的可信赖度
	S16	全科医生的时间调度
安全性	S17	养老和医疗优惠
	S18	卫生健康网站服务功能
	S19	医疗设备的质量
了解性	S20	就诊的优先级
有形性	S21	药物、医疗器械种类与数量
	S22	社区卫生服务中心、养老医疗机构中养老医疗专项服务

根据以上指标体系，我们建立附录 2 的调查问卷和附录 3 的实地调查及访谈纲要。

参考文献

[1] 许兴龙，周绿林，魏佳佳.医疗卫生服务体系整合研究的回顾与展望 [J]. 中国卫生经济，2017（7）：17-21.

[2] 陈慧斯，李卉，李晶华，等.吉林省县级医疗机构、社区卫生服务中心及乡镇卫生院医院感染管理人力资源现状调查 [J]. 中华医院感染学杂志，2017（18）：4307-4311.

[3] 沈婉婉，鲍勇.上海市养老机构"医养结合"优化模式及对策研究 [J]. 中华全科医学，2015（6）：863-865，871.

[4] 张宗光，孙梦露，高上雅，等.对医疗卫生和养老服务实行一体化资源配置模式的思考

[J]. 中国卫生经济，2014 (9)：8-10.

[5] 都全荣，鞠智业，黄晓磊.居民签约服务在城乡公共卫生服务中的作用 [J]. 社区医学杂志，2013 (13)：29-30.

[6] 倪明选，张黔，谭浩宇，等.智慧医疗——从物联网到云计算 [J]. 中国科学下辑，2013 (4)：515-528.

[7] 程东英.基层社区家庭医生管理机制探讨 [J]. 中国农村卫生事业管理，2017，37 (07)：766-767.

[8] 冯伟，王洪兴，王君妹，等.关于浦东新区推进家庭医生责任制服务的几点冷思考 [J]. 2014，12 (12)：1978-1980.

[9] 袁晓航."医养结合"机构养老模式创新研究 [D]. 杭州：浙江大学，2013.

[10] 章晓懿，刘帮成.社区居家养老服务质量模型研究——以上海市为例 [J]. 中国人口科学，2011 (3)：83-92，112.

[11] Xiande Zhao, Changhong Bai, Hui Y V. An Empirical Assessment and Application of SE-RVQUAL in a Mainland Chinese Department Store [J]. Total Quality Management，2002，13 (2)：241-254.

[12] Parasuraman A P，Zeithaml A V，Berry L L. A Conceptual Model of Service Quality and its Implications for Future Research [J]. Journal of Marketing，1985，49 (4)：41-50.

5.1 基本情况

本书是基于聚类分析法的浙江省医养护一体化服务质量的研究，是针对浙江省居民对医养护服务一体化质量的满意度测评。所以本书选取医养护的服务对象是医养护服务社区的居民，以社区居民角度评价期望服务质量和现实服务质量，根据服务质量差异评判服务质量的影响因素种类和程度。

根据浙江省医养护一体化服务参与的社区为划分标准，我们将浙江省按市级划分为十一个市，再将市级按各个区/县划分，然后调查得出浙江省社区卫生服务中心（站）数量，也就是每个区/县的参与医养护服务社区数目，其中与医疗卫生机构签订协议的养老机构。

综上，浙江省医养护一体化服务的调查范围已确定。调查对象为医养护服务社区的居民及社区卫生服务中心的医务人员。考虑到参与医养护服务社区的居民中存在部分未成年人，其对医养护一体化服务的影响因素的调查存在较大偏差，因此本书选取的调查对象必须满 18 周岁。

5.2 统计样本

5.2.1 计算样本容量

本书采用重复抽样的方式确定样本容量，假设样本容量为 A，选取概率 $F(t)=0.95$，概率度 t 为 1.96，最大允许绝对误差为 3.5%，P 为 0.5 的条件下，将假设量代入公式：

$$A=\frac{t^2NP(1-P)}{N\Delta p^2}+t^2P=\frac{t^2P(1-P)}{\Delta p^2}=1.96^2\times0.5\times\frac{1-0.5}{0.035^2}\approx784$$

将计算得出的 A 进行样本量调整。由国家统计局数据得出，2016 年末浙江省常住人口为 5657 万，城镇人口为 3846.8 万。设调查对象总体 $N=38468000$ 代入公式：

$$A=A\times\frac{N}{N+A}\approx784$$

再根据设计效果获取有利信息最大化，设 $B=1$，根据 $A_2=B\times A_1$ 计算得出 $A_2=A_1=784$。由于调查过程中，调查对象的主观能动性以及其问卷遗失等误差因素，我们假设回收率为 95%。最后计算得出 $A_3\approx744$。为便于问卷发放及数据统计，本研究最终将样本容量定为 1000，即发放调查问卷一共 1000 份。

本书调查对象为分为两类，社区居民调查用调查问卷的形式来进行，最终确定每一类调查问卷均发放 1000 份，用以调查医养护一体化服务的服务质量。另一类调查对象为社区服务中心的医疗人员，用访谈形式来深入了解医养护及医养护服务的现状。

5.2.2 样本量分配

(1) 参与医养护服务社区内的 18 周岁以上的居民

对社区居民进行问卷调查，共 1000 份。本问卷通过对浙江省城市社区的划分，以市为城市区域划分为十一个调查区域。首先以 2016 年末浙江省城市人口数为 N，N_i 为第 $i=1,2,3,\cdots\cdots$，11 区域的城市人口总数，A 为样本总容量 1000，按照 $A_i=A\times N_i/N$ 确定各区域样本单位数，如表 5-1 所示。

表 5-1　浙江省各市调查参与医养护服务社区居民样本量

城市	城市人口	杭州市	7001256 人	金华市	3626640 人	宁波市	5662125 人	绍兴市	3207284 人
	人口相对比		18.69%		9.68%		15.12%		8.56%
	样本量		187 份		97 份		151 份		86 份
城市	城市人口	丽水市	1255700 人	舟山市	781650 人	温州市	6330750 人	台州市	3727040 人
	人口相对比		3.35%		2.09%		16.90%		9.95%
	样本量		34 份		21 份		169 份		100 份
城市	城市人口	湖州市	1799875 人	金华市	2902206 人	衢州市	1160994 人
	人口相对比		4.81%		7.75%		3.10%
	样本量		48 份		78 份		31 份

（2）参与医养护服务的社区医生以及养老医疗机构的医生

访谈医生的选取，选取标准为接受研究访谈的医生且医生提供的内容真实有效。样本容量按调查实际情况决定。

5.2.3 抽样过程

定样本容量后，对样本容量实行三层抽样，其中包括市内行政区抽样、社区卫生服务中心以及医疗养老机构抽样和社区居民抽样。

（1）市内行政区抽样

本书选择简单随机抽样的方式对各市的调查行政区进行抽样，将每个市的行政区进行数字编号，其次，我们把编号统一放入黑箱。根据质量抽检的标准，根据一般检验水平查表得出每个市需要抽取的行政区个数 n。采用不重复抽样的方式抽取市内需要进行调查的行政区。抽样结果如表 5-2 所示。

表 5-2　市内行政区抽样结果

市	杭州市	绍兴市	衢州市	宁波市	温州市	湖州市
行政区个数	13	6	6	10	11	5
抽样结果	西湖区 上城区	诸暨市 嵊州市	开化县 常山县	奉化区 宁海县	苍南县 瑞安市	吴兴区 长兴县
市	金华市	丽水市	舟山市	台州市	嘉兴市	
行政区个数	9	9	4	9	7	
抽样结果	永康市 浦江县	松阳县 青田县	定海区 岱山县	三门县 仙居县	海盐县 桐乡市	

抽样结果经确认是否参加医养护一体化服务后，最终选定的参加医养护一体化服务的社区以及养老医疗机构具体信息如表 5-3 所示。

表 5-3　选定社区卫生服务中心结果

行政区	社区卫生服务中心名称	地址
西湖区	西溪街道社区卫生服务中心	文二路下宁桥巷 8-1 号
	留下街道社区卫生服务中心	屏基山路 8 号
上城区	望江街道社区卫生服务中心	上城区望江西园 29 幢
	湖滨街道社区卫生服务中心	中山中路东平巷 4 号
	小营街道社区卫生服务中心	上城区民生路 13 号
诸暨市	浣东街道社区卫生服务中心	诸暨市暨东路 99 号
	暨阳街道社区卫生服务中心	暨阳街道春江路 5-52、53 号
	陶朱街道社区卫生服务中心	陶朱街道凤翔路 81 号

续表

行政区	社区卫生服务中心名称	地址
嵊州市	三江街道社区卫生服务中心	嵊州市四海路 106 号
	剡湖街道社区卫生服务中心	剡城路 168 号
开化县	林山乡社区卫生服务中心	林山派出所附近
常山县	同弓乡社区卫生服务中心	衢州市常山县
奉化区	西坞街道社区卫生服务中心	西坞南路 52 号附近
宁海县	黄坛镇社区卫生服务中心	车站东路 18 号
	岔路镇社区卫生服务中心	后山葛 171 号
	宁海县力洋镇社区服务中心	力洋中路 191 号
	宁海县桑洲镇社区卫生服务中心	屿山北路 6 号
苍南县	云岩社区卫生服务中心	苍南路紫荆路 28 号
	龙港镇社区卫生服务中心	苍南县站港路北
瑞安市	安阳街道社区卫生服务中心	瑞安市罗阳大道 1166 号
	塘下社区卫生服务中心	塘下镇张宅清河路 18 号
	南滨社区卫生服务中心	瑞安市东兴路 196 号
吴兴区	八里店镇社区卫生服务中心	吴兴区八里店镇前村社区
	环渚龙泉街道社区卫生服务中心	高富路 227 号附近
长兴县	泗安镇社区卫生服务中心	长兴县振兴大道
	长兴县城市社区卫生服务中心	长兴县金陵中路 306
	煤山镇社区卫生服务中心	煤山街
永康市	江南街道社区卫生服务中心	永康市南苑路 74 号
	唐先镇社区卫生服务中心	唐先东街 13 号
	西城街道社区卫生服务中心	九铃西路 1075 号
浦江县	中余乡社区卫生服务中心	中余乡中余村
	岩头镇社区卫生服务中心	浦后线浦江县岩头镇卫生院附近
	浦阳街道社区卫生服务中心	广场路 21 号
松阳县	西屏街道社区卫生服务中心	长松路 169 号松阳县西屏镇
	大东坝镇社区卫生服务中心	港大段附近
青田县	青田川寮镇社区卫生服务中心	丽水市青田县
定海区	盐仓街道社区卫生服务中心	兴州大道 444 号定海区盐仓街道
	新城社区卫生服务中心	老矸村临城街 172 号
	展矛街道社区卫生服务中心	商业路 1 号
	定海区双桥镇社区卫生服务中心	定海区双桥镇桥头施街 39 号

续表

行政区	社区卫生服务中心名称	地址
岱山县	岱东镇社区卫生服务中心	舟山市岱山县东兴中路 147 号
	高亭镇社区卫生服务中心	岱山县人民路 40 号
三门县	海润街道社区卫生服务中心	三门县海润街道泰和路 5 号
	海游街道社区卫生服务中心	海游街 83 号
仙居县	广度乡社区卫生服务中心	仙居县其他三井村 4 号
	南峰社区卫生服务中心	建设东路 68 号
海盐县	武原街道社区卫生服务中心	嘉兴市海盐县城北西路 210 号
	西塘桥街道社区卫生服务中心	嘉兴市海盐县西塘桥街道
	漖浦镇社区卫生服务中心	浙江省嘉兴市海盐县堰山路 62 号
	秦山街道社区卫生服务中心	沪杭路 56 号
桐乡市	乌镇镇社区卫生服务中心	隆源路 24 号
	屠甸镇社区卫生服务中心	商贸街 180 号
	崇福镇社区卫生服务中心	嘉兴市桐乡市崇德东路 82 号
	大麻镇社区卫生服务中心	麻溪路 258 号
	梧桐街道社区卫生服务中心	桐乡市凤鸣西路 34 号
西湖区	随园智汇坊府苑新村养老院	西湖区紫荆花路 1 号府苑新村
上城区	杭州市西湖区双桥敬老院	杭州市西湖区三墩镇方桥村
	暮泰医养中心	上城区梅花碑 8 号
诸暨市	红巷长青颐养园	小营公园 8 号
	杭州在水一方益寿院	上城区大学路新村 8 幢东
	夕阳红老年中心	涣东街道曲潭村(市第五医院旁)
嵊州市	晚霞红养老院	望云路 61 号
	嵊州市高级看护中心	鹿山街道西求村
开化县	崇仁镇红领巾孝敬养老院	嵊州市崇仁古镇红领巾水库旁
	颐养乐园养老院	开化县华埠镇百盛路 410 号
常山县	常山县社会福利中心	天马街道西峰寺 8 号
奉化区	莼湖镇漂溪颐乐养老院	莼湖镇漂溪村银杏村路 15 幢
宁海县	健幸居家养老中心	宁波市宁海县桥井中路 79 号
苍南县	德福养老中心	凤鹤村 316 号
瑞安市	雅中村养老院	苍南县钱库镇仙居社区
	真情养老院	温州市瑞安市登高巷 100 号
吴兴区	乐和养老康服中心	瑞安市东新路
	吴兴幸福之家养服中心	吴兴区八里店西山社区三楼

续表

行政区	社区卫生服务中心名称	地址
长兴县	南太湖居家养老服务中心	环渚龙泉街道社区卫生服务中心
	怡乐苑居家养老服务中心	长兴县解放西路 594 号
永康市	福康居家养老服务照料中心	金陵中路 53-2 号附近
	古丽养老服务中心	济开发区皇城南路 290 号附近
定海区	尖山养老院	永康市 X401（象尚线）
	环南街道居家养老服务照料中心	昌国街道解放东路 161 号三楼
岱山县	老来福居家养老服务照料中心	东港浦新村 10 号
	南峰养老院	高亭镇衢山大道 1315 号
三门县	广润社区居家养老服务照料中心	台州市三门县百游岭巷 1 附近
仙居县	仙居城区养老服务中心	台州市仙居县溪滨南路 58 号
	山枣园村居家养老服务照料中心	东西大街 240 号
海盐县	青莲寺村居家养老服务中心	浙江省嘉兴市海盐县 Y602（青莲寺 路）
	电庄社区居家养老服务中心	嘉兴市海盐县嘉盐线元通街道电庄社区
	武原街道居家养老服务照料中心	嘉兴市海盐县武原街道明珠滨海大道恒大御景附近
	澉浦镇居家养老服务中心	长青路 43
	乌镇居家养老服务照料中心	石佛南路 18 号乌镇内
桐乡市	屠甸镇养老服务中心	嘉兴市桐乡市基督教堂西 50 米（青云路北）
	崇福镇养老服务中心	嘉兴市桐乡市 320 国道东 150 米
	梧桐街道第一养老服务中心	重阳路 105 号
	新世纪公园-居家养老服务中心	嘉兴市桐乡市中山东路 585 号

（2）社区卫生服务中心以及医疗养老机构抽样

社区卫生服务中心及医疗养老机构抽样由等距随机抽样原则，以选定的市内行政区内的社区医疗服务中心（剔除未参与医养护服务的社区卫生服务中心）。首先确定调查区域的医养护服务中心（参加医养护服务的社区卫生服务中心）的数量为抽样总体 N。现需抽取一个容量为 n 的样本，可以将 N 个总体单位按参加医养护服务的时间长度排列，然后划分为 n 个单位相同的部分，每部分包含 $k=N/n$ 个单位。并在第一部分顺序为 $1,2,3,\cdots,k$ 的 k 单位中随机抽取一个单位，假设为第 $i(1 \leqslant i \leqslant k)$ 个单位，则在第二部分中抽取第 $i+k$ 个单位，在第三部分中抽取第 $i+2k$ 个单位……

本书中以随机抽取一个样本为桐乡市为例，选定的社区卫生服务中心共有 3 个，将三个社区卫生服务中心根据实行医养护服务时间长度进行 1～3 编号。确定最早实行医养护服务的社区为湖滨街道社区卫生服务中心，然后每 2 个抽取一个单位。以此类推，最终结果如表 5-4 所示。

表 5-4 社区卫生服务中心抽样结果

行政区	社区卫生服务中心名称	地址
西湖区	西溪街道社区卫生服务中心	文二路下宁桥巷 8-1 号
上城区	上城区湖滨街道社区卫生服务中心	中山中路东平巷 4 号
	小营街道社区卫生服务中心	上城区民生路 13 号
诸暨市	浣东街道社区卫生服务中心	诸暨市暨东路 99 号
	暨阳街道社区卫生服务中心	暨阳街道春江路 5-52、53 号
嵊州市	剡湖街道社区卫生服务中心	剡城路 168 号
开化县	林山乡社区卫生服务中心	林山派出所附近
常山县	同弓乡社区卫生服务中心	衢州市常山县
奉化区	西坞街道社区卫生服务中心	西坞南路 52 号附近
宁海县	岔路镇社区卫生服务中心	后山葛 171 号
	宁海县力洋镇社区服务中心	力洋中路 191 号
苍南县	云岩社区卫生服务中心	苍南路紫荆路 28 号
瑞安市	安阳街道社区卫生服务中心	瑞安市罗阳大道 1166 号
	南滨社区卫生服务中心	瑞安市东兴路 196 号
吴兴区	八里店镇社区卫生服务中心	吴兴区八里店镇前村社区
	环渚龙泉街道社区卫生服务中心	高富路 227 号附近
长兴县	泗安镇社区卫生服务中心	长兴县振兴大道
	长兴县城市社区卫生服务中心	长兴县金陵中路 306
永康市	江南街道社区卫生服务中心	永康市南苑路 74 号
	永康市西城街道社区卫生服务中心	九铃西路 1075 号
浦江县	浦阳街道社区卫生服务中心	广场路 21 号
松阳县	西屏街道社区卫生服务中心	长松路 169 号松阳县西屏镇
青田县	青田川寮镇社区卫生服务中心	丽水市青田县
舟山市	盐仓街道社区卫生服务中心	兴州大道 444 号定海区盐仓街道
	新城社区卫生服务中心	老矸村临城街 172 号
岱山县	岱东镇社区卫生服务中心	舟山市岱山县东兴中路 147 号
三门县	海润街道社区卫生服务中心	三门县海润街道泰和路 5 号
仙居县	南峰社区卫生服务中心	建设东路 68 号
海盐县	武原街道社区卫生服务中心	嘉兴市海盐县城北西路 210 号
	澉浦镇社区卫生服务中心	嘉兴市海盐县堰山路 62 号
桐乡市	崇福镇社区卫生服务中心	嘉兴市桐乡市崇德东路 82 号
	梧桐街道社区卫生服务中心	桐乡市凤鸣西路 34 号

续表

行政区	社区卫生服务中心名称	地址
西湖区	随园智汇坊府苑新村养老院	西湖区紫荆花路 1 号府苑新村
	杭州市西湖区双桥敬老院	杭州市西湖区三墩镇方桥村
上城区	暮泰医养中心	上城区梅花碑 8 号
	红巷长青颐养园	小营公园 8 号
	晚霞红养老院	望云路 61 号
嵊州市	嵊州市高级看护中心	鹿山街道西求村
开化县	颐养乐园养老院	开化县华埠镇百盛路 410 号
宁海县	健幸居家养老中心	宁波市宁海县桥井中路 79 号
苍南县	德福养老中心	凤鹤村 316 号
瑞安市	真情养老院	温州市瑞安市登高巷 100 号
	乐和养老康服中心	瑞安市东新路
吴兴区	吴兴幸福之家养服务中心	吴兴区八里店西山社区三楼
长兴县	怡乐苑居家养老服务中心	长兴县解放西路 594 号
永康市	古丽养老服务中心	济开发区皇城南路 290 号附近
	老来福居家养老服务照料中心	东港浦新村 10 号
岱山县	南峰养老院	高亭镇衢山大道 1315 号
三门县	广润社区居家养老服务照料中心	台州市三门县百游岭巷 1 附近
仙居县	仙居城区养老服务中心	台州市仙居县溪滨南路 58 号
	山枣园村居家养老服务照料中心	东西大街 240 号
海盐县	青莲寺村居家养老服务中心	浙江省嘉兴市海盐县 Y602(青莲寺路)
桐乡市	乌镇居家养老服务照料中心	石佛南路 18 号乌镇内

（3）社区居民抽样

本书根据之前确定样本量运用随机抽样的方法抽样，在社区服务中心以及医疗养老机构附近随机抽取社区居民进行一对一的问卷调查。此外，研究团队需要进入社区内，调查居民对医养护一体化服务的服务质量的态度。

5.3 调查方案设计

根据浙江省医养护一体化服务质量的调查要求，本书通过介绍调查方案的目的、要求及调查思路，确定基本调查方式，进而搭建结构框架，确定调查时间和方式方法来确定调查方案设计。

5.4　调查方案的目的、要求及调查思路

通过调查可以准确反映浙江省各个城市地区医养护一体化服务的服务质量以及为发展医养护一体化服务的实施和稳定发展打下良好的基础。了解已体验医养护一体化服务居民的服务质量满意度及其存在待改进的影响因素、了解社区卫生服务机构以及医疗养老机构对医养护一体化服务质量的评价。通过医养护服务质量的调查，了解该服务的发展现状，制定更合理的服务体系。根据居民实际需求来确立合理的医养护服务体系，使其服务更贴近居民生活，更有利于其发挥医疗养老护理的服务功能。

为保证整个调查研究工作的报告质量，保证统计调查所获取的资料的真实性、客观性、可靠性以及科学性，要求整个调查工作必须做到全面、准确、及时和系统。调查方案的设计首先需要有科学的理论作为指导，再采用科学的研究方法。设计要满足获取统计资料最大化、统计信息最优化的特点。还需要把医养护服务质量的调查与统计方法结合，建立医养护一体化服务质量调查的报告体系。

研究调查是以统计研究为目的而有组织计划地搜集调查信息的活动，是一项数据庞大、工作量烦琐的工作。本书以浙江省为调查范围，因而涉及范围较广。为调查过程能够有条不紊地进行，按照调查方案制定的期限、对象及要求顺利完成，需要将收集到的资料进行预筛选，剔除重复、漏填或不符合实际情况的问卷信息。将剩余信息进一步筛选和数据整理、统计研究。研究过程中，除了对医养护一体化服务质量一般影响因素外，还需注意其服务质量调查所特有的影响因素。

5.5　调查的时间和期限确定

调查时间可以指调查的资料所属的时间间隔，也可以指调查工作开展的时间。由于信息的时效性，前者保证了调查资料的准确性、可比性，后者规定了调查方案实施的时间范围。根据研究的调查范围和调查目的特点，调查时间在 $15 \sim 30$ 天完成，调查工作的时间可以从前期准备、中期调查和后期汇总总结共计 $2 \sim 3$ 个月时间内完成。同时在前期准备中，必须明确规定调查范围和调查对象，以防止统计资料发送错漏。调查工作还要考虑满足需要和经费要求，根据实际情况调整。

5.6 调查的方式和方法

本次调查通过文献调查、实地问卷调查和实地访谈三部分组成，调查前期主要通过文献资料调查，确定调查范围和目的以及调查最后需要的问卷。中期通过制定好的调查问卷前去实地调研。考虑医养护一体化服务的居民的年龄等身体因素，本次调研将直接问卷法和访谈填写问卷法结合，根据情况决定是否需要通过面对面的形式询问问卷内容，代其填写问卷的方式进行调查。对于社区服务中心以及医疗养老机构中心的医师，我们将进行一对一访谈，以提问回答形式深入了解医养护一体化服务。

5.7 问卷信度和效度分析

5.7.1 问卷的信度分析

为保证问卷具有较高的可靠性和有效性，在形成正式问卷之前，应当对问卷进行测试，并对试测结果进行信度和效度分析。根据分析结果筛选问卷选项，调整问卷结构，从而提高问卷的信度和效度。

信度指的是测量结果的一致性或稳定性，也就是研究者对于相同或相似的现象进行不同的测量，其所得的结果达到一致的程度。信度分析是评价调查问卷是否具有稳定性和可靠性的有效分析方法。具体的分析方法有 θ 系数法、ω 系数法、折半信度法、克朗巴哈系数法。其中，克朗巴哈系数法是测量内在一致信度的，属于内在一致性系数。一般情况下我们主要考虑量表的内在信度——项目之间是否具有较高的内在一致性，这种方法适用于态度、意见式问卷的信度分析，其公式为：

$$\alpha = \frac{K}{K-1}\left(1 - \frac{\sum_{i=1}^{K}\sigma_i^2}{\sigma_X^2}\right)$$

其中，K 为调查问卷中题项的总数，σ_i^2 表示第 i 题得分的题内方差，σ_X^2 表示各被测者总得分的方差。目前最常用克朗巴哈系数法，克朗巴哈系数的对照表如表5-5 所示。

根据表可知，当克朗巴哈系数的 α 在 0.5~0.7 时为最常见的可信度；在0.7~0.9 间则为信度良好；当处于 0.9 以上时表示数据十分可信。

表 5-5　克朗巴哈系数的对照表

可信度	系数范围
不可信	$\alpha<0.3$
勉强可信	$0.3<\alpha<0.4$
可信	$0.4<\alpha<0.5$
很可信（最常见）	$0.5<\alpha<0.7$
很可信（次常见）	$0.7<\alpha<0.9$
十分可信	$\alpha>0.9$

运用 SPSS 20.0 对问卷的克朗巴哈系数进行计算便可以得到表 5-6。

表 5-6　问卷的克朗巴哈系数

类别	项数	克朗巴哈系数
基本信息	7	0.68
医养护服务质量总体认知	4	0.73
总体	11	0.71

由表可知，基本信息、医养护服务质量总体测评、总体的相关系数分别为 0.68、0.73、0.71，一般 CronbachAlpha 系数在 0.7 以上都属于很可信的范围之内，由此得出问卷的可靠性情况很好，信度检验通过。

5.7.2　问卷的效度分析

（1）内容效度分析

效度是指测量的有效性，问卷的效度，就是指问卷的有效性，即所测得的结果是否能正确、有效地说明所要研究的现象。下面我们从问卷的内容、结构这两方面进行效度分析（表 5-7）。

表 5-7　内容效度分析

测评项目	总体满意度相关关系
□社区卫生服务中心、医疗养老机构及人员设备是可靠的	□0.75
□就诊时间是可估算的	□0.85
□正确记录患者病情并及时上传档案	□0.85
□双向转诊服务及时、到位	□0.92
□就诊，走诊，转诊等服务能及时完成	□0.88
□全科医生对居民没有签约与不签约的区别服务	□0.78
□社会志愿队伍长期参与	□0.52

续表

测评项目	总体满意度相关关系
☐全科医生在社区卫生服务中心能得到培训	☐0.91
☐全科医生上门问诊与定点治疗时间分配合理	☐0.93
☐社区服务人员、养老机构服务人员卫生形象良好	☐0.81
☐家庭医用设备简单、易操作	☐0.93
☐患者遇到困难时,能表现出关心并提供帮助	☐0.75
☐社区服务人员、医疗养老机构服务人员都很有礼貌	☐0.67
☐社区服务人员、医疗养老机构服务人员并不总是愿意帮助引导有疑惑,有困难的患者	☐0.79
☐社区服务人员、养老机构服务人员是可信赖	☐0.71
☐全科医生因为太忙无法立即提供就诊等服务,满足患者看病需求	☐0.92
☐养老和医疗优惠结合	☐0.78
☐卫生健康网站服务功能全面	☐0.94
☐医疗设备是卫生,精确可靠,安全的	☐0.87
☐社区卫生服务中心、医疗养老机构的就诊等顺序没有优先考虑到病情严重的患者	☐0.92
☐药品种类丰富齐全,医疗器械配备齐全	☐0.87
☐社区卫生服务中心中含有养老医疗专项服务	☐0.90

内容效度又称表面效度或逻辑效度,它是指测量的内容与测量目标之间是否符合测量的目的和要求。由上图可知,表中各项与整体满意度的相关系数为 0.520~0.940,数值相差不是特别大,从逻辑分析的角度证实该量表具有良好的内容效度,且 $p < 0.01$,故每个题项显著有效,该问卷具有较好的内容效度。

(2)结构效度分析

结构效度是指测量结果体现出来的某种结构与测量值之间的对应程度,KMO(Kaiser-Meyer-Olkin)检验统计量是用于比较变量间简单相关系数和偏相关系数的指标,是做主成分分析的效度检验指标之一。KMO 系数对照表如表 5-8 所示。

表 5-8 *KMO* 系数对照表

信息重叠度	系数范围
非常不适合	$KMO < 0.5$
不适合	$0.5 < KMO < 0.6$
比较适合	$0.6 < KMO < 0.7$
适合	$0.7 < KMO < 0.8$
很适合	$0.8 < KMO < 0.9$
非常适合	$KMO > 0.9$

KMO 值在 0.9 以上，表示非常适合做因子分析；在 0.8～0.9 之间，表示很适合；在 0.7～0.8 之间，表示适合；在 0.6～0.7 之间，表示适合程度尚可；在 0.5～0.6 之间，表示很差；在 0.5 以下应该放弃。

现采用因子分析方法对问卷的结构效度进行如表 5-9 所示分析。

表 5-9　KMO 和 $Bartlett$ 的检验

取样足够度的 KMO 检验		0.931
Bartlett 球形度检验	近似 X_2	34237.842
	df	231
	sig	0.000

在因子分析中，$KMO=0.931$，说明各变量间信息重叠程度非常高，Bartlett 球形度检验 $X_2=34237.842$，显著性水平为 $0.000<0.05$，说明显著相关。结果表明通过检验，采用因子分析是合适的、科学的。

表 5-10　各成分的特征值与贡献率

服务认知水平	特征值	方差贡献率/%	累积贡献率/%
1.社区卫生服务中心、医疗养老机构及人员设备是可靠的	12.59	56.44	56.44
2.就诊时间是可估算的	3.07	13.76	70.20
3.正确记录患者病情并及时上传档案	1.75	7.85	78.05
4.双向转诊服务及时、到位	1.35	6.07	84.12
5.就诊、走诊、转诊等服务能及时完成	1.09	4.89	89.01
6.全科医生对居民没有签约与不签约的区别服务	0.88	3.96	92.97
7.社会志愿队伍长期参与	0.50	2.25	95.22
8.全科医生在社区卫生服务中心能得到培训	0.25	1.12	96.34
9.全科医生上门问诊与定点治疗时间分配合理	0.18	0.81	97.15
10.社区服务人员、医疗养老机构服务人员卫生形象良好	0.16	0.73	97.89
11.家庭医用设备简单、易操作	0.11	0.51	98.4
12.患者遇到困难时，能表现出关心并提供帮助	0.07	0.3	98.7
13.社区服务人员、医疗养老机构服务人员都很有礼貌	0.06	0.28	98.98
14.社区服务人员、医疗养老机构服务人员并不总是愿意帮助引导有疑惑,有困难的患者	0.06	0.25	99.23
15.社区服务人员、医疗养老机构服务人员是可信赖的	0.04	0.18	99.41
16.全科医生因为太忙无法立即提供就诊等服务,满足患者看病需求	0.03	0.15	99.56
17.养老和医疗优惠结合	0.03	0.13	99.69

续表

服务认知水平	特征值	方差贡献率/%	累积贡献率/%
18.卫生健康网站服务功能全面	0.02	0.09	99.78
19.医疗设备是卫生、精确可靠、安全的	0.02	0.08	99.86
20.社区卫生服务中心、医疗养老机构的就诊等顺序没有优先考虑到病情严重的患者	0.01	0.06	99.92
21.药品种类丰富齐全,医疗器械配备齐全	0.01	0.05	99.97
22.社区卫生服务中心、医疗养老机构服务人员中的养老医疗专项服务	0.01	0.03	100

由表 5-10 可知,第一个因子的特征值为 12.59,解释了原有 22 个变量总方差的 56.44%,特征值大于 1 的有五个,而且这五个因子累积贡献率大于 85%,为 89.01%;为了研究更具有方向性,取出因子一进行研究,对该因子与 22 项指标进行因子得分处理,得到五项指标,分别为医疗设备质量、就诊时间预测、档案管理、双向转诊服务、服务执行速度,这前五项指标基本包含了全部指标的主要信息,提取因子的总体效果理想;并且其余因子都有其相应程度的贡献率,故以上因子所构成的问卷具有较高的结构效度。

为了提高调查问卷的质量,进而提高整个研究的价值,问卷的信度和效度分析绝非画蛇添足,而是研究过程中必不可少的重要环节。结合内容效度分析以及结构效度分析,在这里提取出医疗设备质量、就诊时间预测、档案管理、双向转诊服务、服务执行速度这前五项指标进行更加具体的分析。

第**6**章

问卷分析

问卷分析是在调查问卷制作、发布、数据整理后的结果进行分析的阶段。调查问卷分析阶段，我们先明确调查问卷的初衷，在结合数据的比较分析后，再对每一项问题的回答情况进行统计。

分析内容根据 SERVQUAL 模型的"实际感受分数-期望分数"的方式计算最终得分，比较是否满足期望水平。在无特殊说明情况下，将问卷中"同意、比较同意、一般、比较不同意、不同意"根据 5、4、3、2、1 的数据编制，每一问卷问题通过 EXCEL 计算期望水平和现实水平的平均值，分析两者的差异性。再根据顾客价值理论中，所得到的价值与期望价值形成的满意差距，分析如何在提供服务时，让医养护服务总期望提供的价值满足于感知分服务价值。

6.1 可靠性

6.1.1 社区卫生服务中心医疗养老机构及人员、设备是否可靠

该调查问题是为了了解社区卫生服务中心、医疗养老机构的人员、医疗设备情况是否符合社区居民的要求这一具体情况。由柱形图可知（图 6-1），期望水平中，选择"同意"的人数比现实水平高 69 人次。"比较同意"选择人数比现实水平高 20 人次，现实水平中，选择"一般"及以下选项的人数比期望水平要多很多。由图分析可知，社区卫生服务中心和医疗养老机构的人员和设备的可靠度较低。在感知水平和期望水平分值差可见，期望水平的总分值为 3548，现实水平的总分值为 3367，满意差距为 181，得出的结论为，现阶段仍需提高医养护服务在医疗设备和医疗人员上的配置，合理分配资源，提高服务质量。

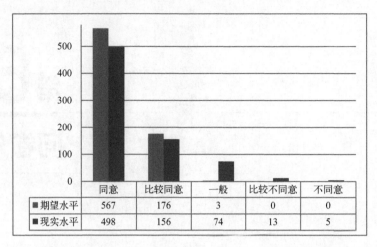

	同意	比较同意	一般	比较不同意	不同意
■ 期望水平	567	176	3	0	0
■ 现实水平	498	156	74	13	5

图 6-1　社区卫生服务中心医疗养老机构及人员、设备是否可靠问卷结果

6.1.2　就诊时间是否可估算

该调查问题是为了探究就诊时间是否可以被居民预测，从而根据估算时间减少居民就诊的等待时间。条形图通过双方图形长度来比较双方的在各个满意度水平的差异（图6-2）。"同意"与"比较同意"双期望水平均高于现实水平。其他项以现实水平高于期望水平。由此可知，以现阶段整体水平来看，该方面还需要进一步努力。期望水平的总分值为3444，现实水平的总分值为3314，存在满意差距。根据以上分析得出的结论是：需要提高就诊时间估算水平，全科医生在就诊时间分配上应有合理的时间安排，改进医疗服务，结合网上预约的功能，给予患者更多的时间选择；对于突发性疾病，必须马上就医的疾病在时间上难以安排，需根据患者病情

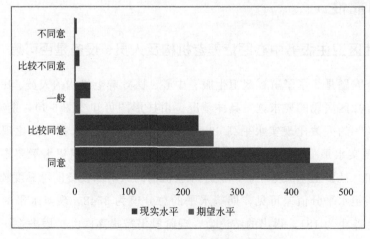

图 6-2　就诊时间是否可估算问卷结果

做出判断。从调查结果显示，社区居民对时间看诊问题普遍不太满意。

6.1.3 是否正确记录患者病情并及时上传档案

该调查问题是为了调查全科医生的档案管理是否符合社区居民要求。由折线显示，期望水平和现实水平在"一般""比较不同意"和"不同意"上的基本分布接近（图 6-3）。在"同意"和"比较同意"选项中，双方存在分歧，期望水平总分值为 3500，现实水平为 3362，相差 138。主要差距由"同意"选项形成，可见对于该项服务，社区卫生服务中心已取得部分成效，前景明朗，仍需继续努力。

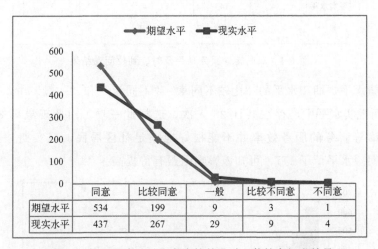

	同意	比较同意	一般	比较不同意	不同意
期望水平	534	199	9	3	1
现实水平	437	267	29	9	4

图 6-3　是否正确记录患者病情并及时上传档案问卷结果

6.1.4 双向转诊服务是否及时、到位

该调查问题是为了研究医养护一体化服务中，双向转诊服务的服务质量。根据面积图形显示，期望水平与现实水平的图形重合程度非常高（图 6-4）。可知，期望水平和现实水平程度大抵相似，期望水平的"同意"高于现实水平，现实水平在"非常同意"项略高于期望水平，可知双向转诊服务实行效果得到社区居民的肯定。期望水平以总分值 3605 以微弱的数值差异高于现实水平总平均 3546，满意差距很小。可见双向转诊服务作为影响医养护一体化服务的影响因素之一，已经基本满足居民的要求。

6.1.5 就诊、走诊、转诊等服务能否及时完成

此问题为了解就诊、走诊、转诊等医疗服务的执行效率，从医养护服务就诊、走诊和转诊完成情况来研究医养护服务质量是否受其影响。由柱形图显示，期望水平中的"同意"远高于现实水平（图 6-5）。而在其他项中，现实水平均以一定差

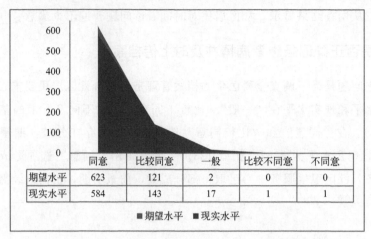

图 6-4　双向转诊服务是否及时、到位问卷结果

	同意	比较同意	一般	比较不同意	不同意
期望水平	623	121	2	0	0
现实水平	584	143	17	1	1

距高于期望水平，期望水平的"比较不同意""不同意"和"一般"中，选项人次均为 0。而现实水平中，存在共计 28 人次，选择此三项。由此现象可知，就诊、走诊和转诊等服务的服务效率并不能很好地满足社区居民。现实期望总分值为3438，比期望水平低了 177，可知该影响因素有待提高。

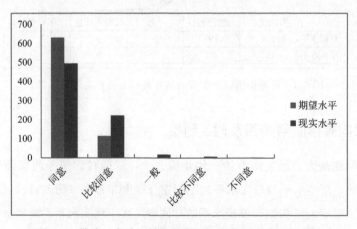

图 6-5　就诊、走诊、转诊等服务能否及时完成问卷结果

6.1.6　全科医生对居民是否签约的区别服务

该问题旨在了解全科医生对签约居民是否有区别服务，或者对签约居民和非签约居民服务中是否存在差异。此问题计分由"不同意"至"同意"从 5～1 计算分数。由柱形图可知"不同意"项中，期望水平较高于现实水平，"比较不同意"则为现实水平较高于期望水平，说明当前医养护一体化服务中，签约居民和未签约居民的服务差异存在，但差距不大（图 6-6）。这种现象导致签约服务的服务优势减

弱，在一定程度上给医养护一体化服务发展造成阻碍。现实水平的总分值 3514，低于期望水平 3544，满意度差距较大，影响社区居民对医养护服务的选择。需改进签约服务优势，为医养护一体化服务提供更大的吸引力。

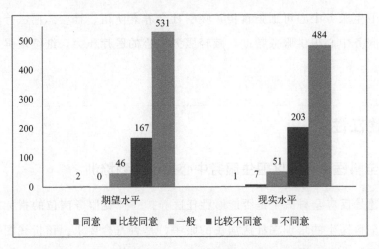

图 6-6　全科医生对居民是否签约的区别服务问卷结果

6.2　反应性

此问题为了解社会志愿队伍参加医养护一体化服务是否影响社区居民对医养护一体化服务的满意度，是否减少医养护一体化服务的服务质量。由面积-柱形图可知，现实水平与期望水平的选择重叠度极高（图 6-7）。两组图形差距不大，

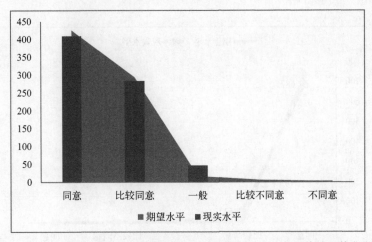

图 6-7　社会志愿队伍参加医养护服务是否影响社区居民对医养护一体化服务

满意度问卷结果

说明现实中，社会卫生服务中心的社会志愿队伍参与度与社区居民心中的参与程度相近。现实总分值为3372，期望总分值为3334，相差仅为38。这种满意度差距表明社会志愿队伍在医养护服务中参与频率能够达到服务需求。针对这种现状，社区卫生服务中心可加强宣传，吸引社会养老队伍、社会志愿医疗队伍，为社区卫生服务中心提供服务帮助，减轻服务中心的医疗压力，继续增强社区居民的满意度。

6.3 胜任性

6.3.1 全科医生在社区卫生服务中心是否得到培训

该问题是反应全科医生是否能够胜任医养护一体化服务岗位的指标之一，它调查研究全科医生的培训在社区居民的眼中，是否符合要求。该折线图是由"现实水平"和"期望水平"组成，两组情景下，五个满意度水平比较得出结论（图6-8）。可以明显看出，期望水平中的"同意"较高于现实水平，"比较同意"项相反。在其他项中，现实水平与期望水平无明显差距，且"比较不同意"和"不同意"项在现实水平中均不存在。这说明全科医生的培训做得相对到位，基本能够达到社区居民的要求。虽期望总分值3717与现实水平3665差距没有达到特别明显，但是综合两者，仍然可以看出当前全科医生培训方面存在不足。将来应加强组织全科医生培训，提高全科医生的专业素养，提高医养护一体化服务的服务质量。

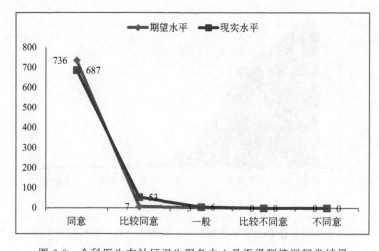

图 6-8 全科医生在社区卫生服务中心是否得到培训问卷结果

6.3.2 全科医生上门问诊与定点治疗时间分配是否合理

针对胜任性，此问题从全科医生的上门问诊与定点治疗时间分配上进行调查，旨在了解全科医生在上门问诊和定点治疗的时间分配是否合理，能否达到社区居民的满意度。根据柱形图可知，期望水平中"同意"较大于现实水平，而现实水平的"比较同意"远大于期望水平，两者均存在"一般""比较不同意""不同意"和"非常不同意"的选择（图6-9）。可知，少数社区居民认为全科医生的定点治疗与上门问诊并非影响医养护一体化服务的服务质量的原因，但绝大多数人认为此项指标会影响服务质量。现实总平均水平为3514，期望水平为3544，两者总平均水平较高，且相差不大。说明整体上看，全科医生的定点治疗与上门问诊服务基本达到居民满意的程度。

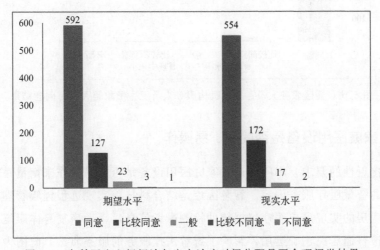

图6-9　全科医生上门问诊与定点治疗时间分配是否合理问卷结果

6.4 接近性

6.4.1 社区服务人员、养老机构服务人员卫生形象是否良好

社区服务人员和医疗养老机构服务人员的卫生形象是影响社区居民对社区卫生服务中心和医疗养老机构的评价之一，社区居民容易因为良好的外界形象第一时间对其产生好感，是影响医养护一体化的重要影响因素之一，也是容易改进的方向之一。我们选择了一组曲面图进行分析，双数值标注相同，均为0~800。由图可知，图形几乎平行（图6-10）。说明浙江省社区卫生服务中心及医疗养老机构的卫生形

象能够满足大众要求。因此应继续加强社区卫生服务中心的人员管理，保持良好的卫生形象，有助于增强居民对社区服务中心的信任和信赖。期望总分值 3719 与现实总分值 3701 均处高分，且差距微小。说明浙江省整体的社区卫生服务人员和医疗养老中心的卫生形象是达到期望值的。

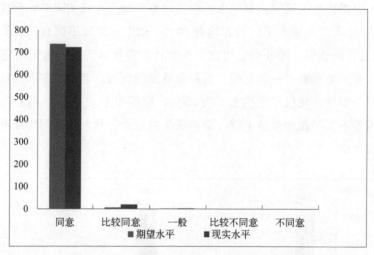

图 6-10　社区服务人员、养老机构服务人员卫生形象是否良好问卷结果

6.4.2　家庭医用设备是否简单、易操作

针对接近性的要求，本问题通过家庭医用设备是否容易操作来衡量医养护一体化服务中的智慧医疗服务内容。智慧医疗是结合科技，实现远程健康管理服务的方式，家庭病房的实现需要医疗仪器辅助检测患者信息，帮助恢复身体康复，而设备是否能够被普通居民正确运用，影响了智慧医疗服务的服务质量。此图为三维柱形图，从柱形图分布上看，期望水平的"同意"与"比较同意"占整体的绝大部分（图 6-11）。现实水平中，"比较同意"较高于期望水平，且占现实水平的 25%。社区居民对家庭医疗设备的可操作性要求比较高，虽然现实情况下整体呈现良好的状态，但是与居民所期望的非常同意有一定区别。期望总分值 3813 与现实总平均水平 3574 的满意差距很大，整体上家庭医疗设备操作并不容易，可通过全科医生对签约居民的医疗设备使用指导来解决这方面的问题。

6.4.3　患者遇到困难时，能否表现出关心并提供帮助

此问题同样针对接近性维度提出，旨在了解全科医生的诊后关怀度。由雷达图可知，五项满意度水平在两种情况下，形状接近重叠，体现了现实中全科医生的诊后关怀度使社区居民感到非常满意（图 6-12）。现实总分值以 3768 微弱的优势高于

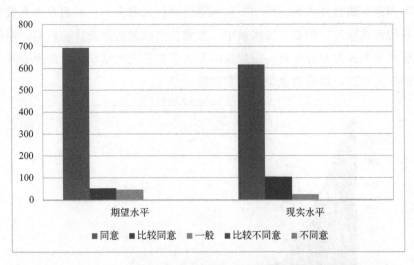

图 6-11 家庭医用设备是否简单、易操作问卷结果

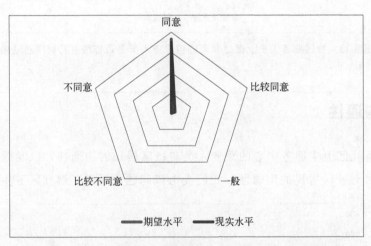

图 6-12 患者遇到困难时，能否表现出关心并提供帮助问卷结果

期望水平 3716。全科医生的诊后关怀度，满足社区居民的期望值。

6.5 礼貌性

该问题是根据礼貌性的维度来定义的，问卷需要了解社区卫生服务人员和医疗养老机构服务人员的道德素质，我们以服务人员对患者是否有礼貌来评价服务质量。面积图中"同意"的期望水平比现实水平高出许多，"比较同意"现实水平比期望水平高很多（图 6-13）。在现实水平中，存在较多的"一般""比较不同意"

以及"不同意"的选择人次。可知,社区居民对社区服务人员和医疗养老机构服务人员的礼貌需求很高,但在就医接触中,发觉此项因素的服务体验较差,浙江省社区卫生服务中心及医疗养老机构应加强医务人员的礼貌性培训,对待患者有礼,创建和谐的就医氛围,加强医患关系的紧密度。

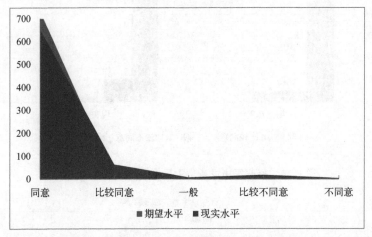

图 6-13　社区服务人员、医疗养老机构服务人员是否都很有礼貌问卷结果

6.6　沟通性

为了解社区卫生服务中心的医务人员与社区居民的沟通性,以及医疗养老机构服务人员与社区居民的沟通性,我们提出该问题,用以了解社区卫生服务人员

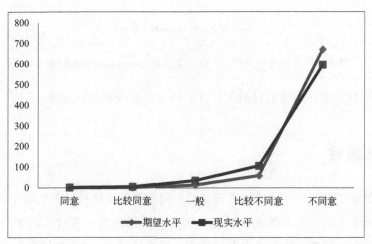

图 6-14　社区服务人员、医疗养老机构服务人员是否愿意帮助引导有疑惑、
有困难的患者问卷结果

和医疗养老机构服务人员的热情程度。卫生服务人员对患者的态度可以给居民带去最直接的服务质量感受。折线图显示，期望服务水平在"不同意"的选项中都大于现实服务水平，而两者差距由现实服务水平中的"非常不同意"弥补上（图6-14）。可知，社区居民认为服务人员的热情程度比他们想象中的要做的差一点。在现实总分值 3529 上低于期望总分值 3640。综上所述，浙江省医养护一体化服务在社区服务中心和医疗养老机构的人员素质、对患者的热情程度上任重而道远。

6.7　信用性

6.7.1　社区服务人员、医疗养老机构服务人员是否可信赖

社区居民对社区卫生服务人员和医疗养老机构服务人员的信赖能够从心理上提高居民的服务满意度，从而提升医养护一体化服务质量。由图 6-15 可知，期望水平中"同意"比现实水平高 78 个人次，"比较同意"比现实水平低 45 个人次，"一般"低 32 个人次。说明社区卫生服务中心和医疗养老机构的服务人员是可信赖的，但是，可信赖程度不高。其中，可能不排除浙江省的社区卫生服务中心中和医疗养老机构中不同地区的服务中心的服务人员专业技能不过关或者对社区居民的沟通了解缺乏的原因。双方的总分值为现实水平 3548，期望水平 3661，满意差距大，浙江省总体社区卫生服务中心和医疗养老机构的人员应加强这方面的改进。

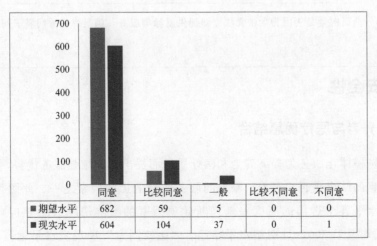

	同意	比较同意	一般	比较不同意	不同意
■期望水平	682	59	5	0	0
■现实水平	604	104	37	0	1

图 6-15　社区服务人员、医疗养老机构服务人员是否可信赖问卷结果

6.7.2 全科医生是否因为太忙无法立即提供就诊等服务，满足患者看病需求

此问题计分由"不同意"至"同意"从 5～1 计算分数，以了解全科医生的时间分配调度问题，研究全科医生的工作是否超过个人负荷。由雷达图可知，期望服务的"不同意"远高于现实服务水平，差距体现在"一般"中（图 6-16）。说明社区居民对全科医生的时间调度是有需求的。现实生活中，医生的时间调配无法使居民满足。浙江省内，全科医生的时间调度不易不是个别问题。现实总分值 3384 低于期望水平 3562 很多，达 178 分值之差。各种分析情况可知，浙江省全科医生的时间调度影响着医养护一体化服务的发展，需增加全科医生培训，培养更多的全科医生，减轻现有全科医生的医疗压力。

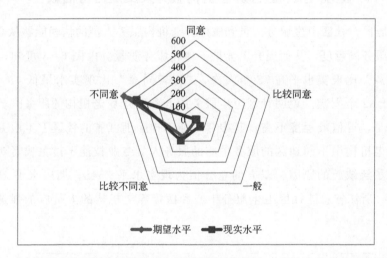

图 6-16 全科医生是否因为太忙无法立即提供就诊等服务，满足患者看病需求问卷结果

6.8 安全性

6.8.1 养老与医疗优惠结合

医养护一体化服务为提高养老和医疗质量而提出，为增强服务优势，养老优惠和医疗优惠的结合是否为医养护服务的服务质量的影响因素之一。此图为柱形图，通过两种水平各个选项的高度差来判断此项因素的影响情况（图 6-17）。双方的"同意"项均低于 500，且期望水平略高，"比较同意"项现实水平远高于期望水平，其他项，两者差距不明显。期望总分值 3308 低于现实水平 3382 有 74 分。以

上信息表明,养老优惠和医疗优惠结合是一项新的要求,社区居民对此项要求感受不一。在生活体验下,浙江省社区卫生服务中心的养老和医疗优惠结合得到了社区居民的肯定。医养护一体化服务在医疗方面有医疗保险的优惠,养老上有养老的优惠政策,针对老年人提供优惠服务。在今后,养老优惠将有更大的需求,社区卫生服务中心需要进一步推出优惠项目。

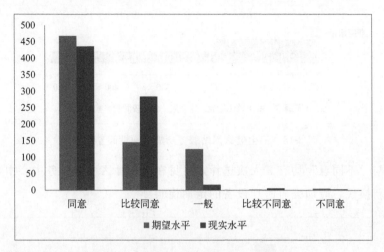

图 6-17　养老与医疗优惠结合问卷结果

6.8.2　卫生健康网站服务功能全面性

卫生健康网站作为智慧医疗的另一部分,通过网站建设便捷居民就医。此问题目的在于了解卫生健康网站的搭建情况和居民对网站的态度。条形图能够直观的比较两者的差异(图 6-18)。比较现实水平和期望水平,期望水平"同意"和"比较同意"项高于现实服务水平。"一般"项高于期望水平。浙江省居民对社区卫生健康网站搭建不满意的人在少数。期望与现实总分值差 161,满意度差距很大。需加强社区卫生健康网站搭建,公开社区卫生健康网站,优化网站功能,细化服务,实现居民网上预约就诊,档案管理等医疗便民服务。

6.8.3　医疗设备是否卫生、精确可靠、安全的

该问题旨在了解医疗设备的质量问题,同医生的专业程度,医疗设备是否安全可靠也是影响医养护一体化服务的因素。折线图和柱形图两个图形的变化趋势显示两者差异低,说明在医疗设备的安全可靠性方面,基本满足居民的期望和要求(图 6-19)。从期望总分值 3701 和现实总分值 3621 中得出,满意度差距仅为 80。整体上看,浙江省社区卫生服务中心的医疗设备还是安全可靠的。在现实水平中"比较

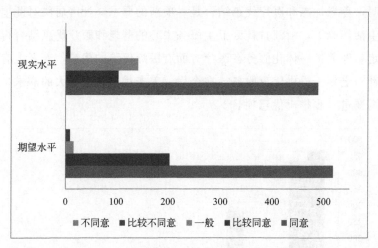

图 6-18　卫生健康网站服务功能全面性问卷结果

不同意"与"不同意"均有 3 人次选择，可见在个别社区卫生服务中心中，医疗设备需要更新换代，应加强对医疗设备的定期检验。

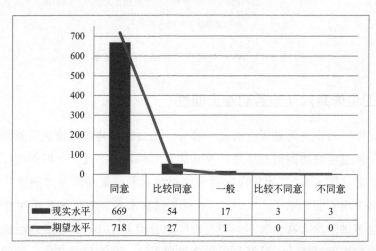

	同意	比较同意	一般	比较不同意	不同意
现实水平	669	54	17	3	3
期望水平	718	27	1	0	0

图 6-19　医疗设备是卫生、精确可靠、安全的问卷结果

6.9 了解性

　　从就诊优先级考虑，提出病情优先级在社区居民中是否能被理解，且是否会影响服务质量。此问题计分由"不同意"至"同意"从 5～1 计算分数。旭日图的每一个圆环就代表了同一级别的比例数据，离原点越近的圆环表示"一般"，最外层的圆表示"不同意"（图 6-20）。由图可知，"同意"和"比较同意"项都无人选

择。"一般"项中,现实水平占百分之百,"比较不同意"和"不同意"项两者均接近50%。可知社区服务中心和医疗养老机构的就诊优先级考虑到患者不同的病情情况,在医养护服务中设有双向转诊服务,且有签约居民优先转诊的设置。表明此项服务指标达到了社区居民的满意度,说明该影响因素满足服务要求。

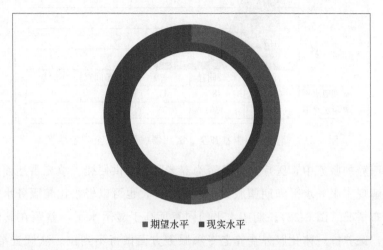

图6-20 社区卫生服务中心、医疗养老机构的就诊等顺序是否优先考虑到
病情严重的患者问卷结果

6.10 有形性

6.10.1 药品种类丰富齐全、医疗器械配备齐全

医疗服务缺少不了药品和医疗器械,卫生服务中药品的确实和医疗设备是否完善都直接影响着医疗服务的水平的高低,从而带动服务质量的发展。图6-21反映变化趋势,期望水平从687的"同意"到48的"比较同意"大幅减少。现实水平大致趋势相同,但是在"同意"中数值比期望水平要小115人次。期望总分值由3660降至现实水平的3516,满意度差距比较大。社区服务中心要增强药品种类和数量贮备,制定合理完善的进货标准,防止出现药物短缺等情况。医疗设备应注重检修,与时俱进,增强医疗设备的更新,为患者带去更精准的检查治疗。

6.10.2 社区卫生服务中心、医疗养老机构服务人员中的养老医疗专项服务是否存在

该题旨在了解社区卫生服务中心中和医疗养老机构的养老医疗专项服务是否存

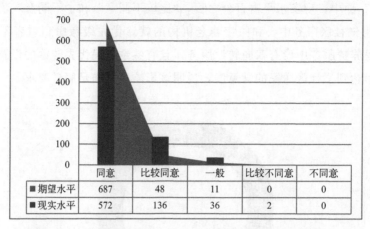

	同意	比较同意	一般	比较不同意	不同意
■ 期望水平	687	48	11	0	0
■ 现实水平	572	136	36	2	0

图 6-21　药品种类丰富齐全、医疗器械配备齐全问卷结果

在，研究医养护服务中，医疗服务是否为养老服务提供便捷。填充雷达面积图可以直观地了解现实服务水平和期望服务水平的差异，也可以轻松比较服务水平内各个选项的分布情况（图 6-22）。期望水平的同意远高于显示水平，差距在其他项中拉回。可知，医养护一体化服务在养老专项服务方面做得不到位。从调查结果显示，浙江省医养护一体化服务在医疗养老专项服务方面存在比较大的争议，虽然满意服务的人很多，但是认为该服务一般的人数也很多，说明许多人在此服务中存在着比较大的满意度差距。期望总分值 3594 比现实水平低了 217 分之多，差距比较明显。在今后浙江省医养护一体化服务的发展中，需把养老服务融合到医疗服务中，从而实现老年人日常测血压血糖的专项窗口等服务。

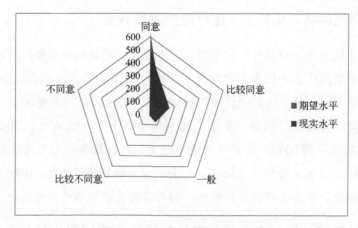

图 6-22　社区卫生服务中心、医疗养老机构服务人员中的养老医疗专项服务
是否存在问卷结果

第**7**章

医养护一体化服务质量的影响因素分析——基于聚类分析法

7.1 基本因素处理

浙江省地域广阔，各城市的经济发展情况各异，其医疗设备质量、就诊时间预测、档案管理、双向转诊服务、服务执行速度等基本情况差异较大。我们将对各个城市的基本因素进行分析，并对浙江省医养护一体化服务质量进行整体预测评估，综合数据信息，来分析现状。

各城市基本因素分析如下。

7.1.1 量化赋值

在使用聚类分析之前，需要将已经统计好的数据进行量化。现对影响家庭医养护一体服务的五个因素及对该服务的需求的数据进行量化（表 7-1）。

表 7-1　对五项基本影响因素及服务需求量化赋值规则表

影响因素	赋值规则					
医疗设备质量	不同意	比较不同意	一般	比较同意	同意	
	1	2	3	4	5	
就诊时间预测	不同意	比较不同意	一般	比较同意	同意	
	1	2	3	4	5	
档案管理	不同意	比较不同意	一般	比较同意	同意	
	1	2	3	4	5	
双向转诊服务	不同意	比较不同意	一般	比较同意	同意	
	1	2	3	4	5	

续表

影响因素	赋值规则						
服务执行速度	不同意	比较不同意	一般	比较同意	同意		
	1	2	3	4	5		
服务需求的值	0～3	4～6	7～9	10～12	13～15	16～18	19～24
	1	2	3	4	5	6	7

7.1.2 各城市医养护影响因素与服务需求

(1) 杭州市医养护一体化服务质量的影响因素

1) 谱系聚类

将统计得到的数据导入 SPSS 进行聚类分析，通过马氏距离计算指标之间的亲疏关系，得到统计量，其中医疗设备质量、就诊时间预测、档案管理、双向转诊服务、服务执行速度这五项指标对应于数字 1、2、3、4、5，得出结果并分析。

用横断法观察图 7-1（即使用一条竖直的直线与图中的分类线相交），最佳的分类个数为 3，此时类间距离为 4。这三类分别为：第一类，就诊时间预测、档案管理、服务执行速度；第二类，双向转诊服务；第三类，医疗设备质量。对这三个类别进行接下去的 K 均值聚类。

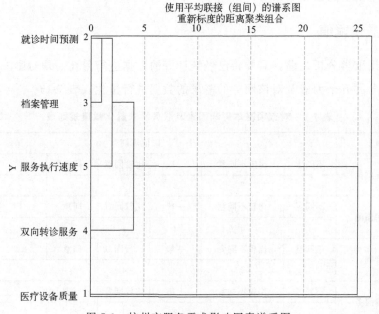

图 7-1 杭州市服务需求影响因素谱系图

2）K 均值聚类

运用相同的数据进行 K 均值聚类，将类别设定为 3 类，且迭代次数为 10，得到表 7-2。

表 7-2　K 均值聚类分析结果

指标	聚类		
	1	2	3
医疗设备质量	4.17	1.86	5.20
就诊时间预测	3.32	2.96	2.72
档案管理	1.99	2.07	1.99
双向转诊服务	1.62	3.51	4.13
服务执行速度	2.85	3.07	3.38

在这五项指标中，档案管理的显著性＞0.01，所以先排除，接着按照聚类分析结果排序得：医疗设备质量＞双向转诊服务＞就诊时间预测＞服务执行速度，其结果都表现为显著。所以，医疗设备质量对医养护一体化服务需求的影响最大；双向转诊服务对医养护一体化服务需求的影响在其次。

综上得，在杭州市，医疗设备的质量越高，双向转诊服务越好，居民对医养护一体化的服务需求就越高。

（2）金华市医养护一体化服务质量的影响因素

1）谱系聚类

重复对杭州市进行分析的步骤，得出金华市该服务自变量与因变量之间的关系。

用横断法观察图 7-2，最佳的分类个数为 3，此时类间距离为 12。这三类分别为：第一类，双向转诊服务、服务执行速度；第二类，医疗设备质量、档案管理；第三类，就诊时间预测。对这三个类别进行 K 均值聚类。

2）K 均值聚类

在 SPSS 中设迭代次数为 10 次，分为三类，K 均值聚类得表 7-3。

表 7-3　K 均值聚类分析结果

指标	聚类		
	1	2	3
医疗设备质量	3.44	3.47	2.98
就诊时间预测	2.24	5.01	2.27
档案管理	3.05	2.90	3.16
双向转诊服务	2.06	1.92	1.95
服务执行速度	1.62	3.05	4.23

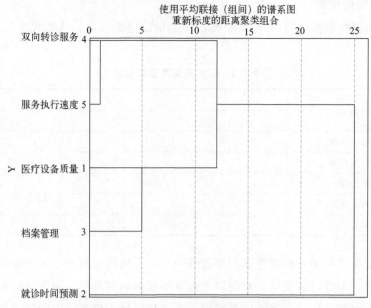

图 7-2　金华市服务需求影响因素谱系图

在这五项指标中，档案管理与双向转诊服务的显著性大于 0.01，排除之后对其进行排序为：就诊时间预测＞服务执行速度＞医疗设备的质量。所以，就诊时间预测对医养护一体化对服务需求的影响最大；服务执行速度对医养护一体化对服务需求的影响在其次。说明居民更关心的是服务时间的预测与服务执行的速度。

综上，在金华市影响医养护一体化服务最大的因素为就诊时间的预测，服务执行速度与医疗设备的质量对服务的影响也比较明显。

(3) 绍兴市医养护一体化服务质量的影响因素

1）谱系聚类

重复之前的步骤，得出绍兴市该服务自变量与因变量之间的关系。

用横断法观察图 7-3，最佳的分类个数为 3，此时类间距离为 10。这三类分别为：第一类，档案管理、服务执行速度；第二类，医疗设备质量、双向转诊服务；第三类，就诊时间预测。对这三个类别进行接下去的 K 均值聚类。

2）K 均值聚类

同样的迭代 10 次，将其分为 3 类，得表 7-4。

观察五项指标显著性，排除档案管理与服务执行速度，对其进行排序得：医疗设备质量＞就诊时间预测＞双向转诊服务。所以，当医疗设备质量越好时，就诊时间预测得好、双向转诊服务完善，对服务需求的影响越大。

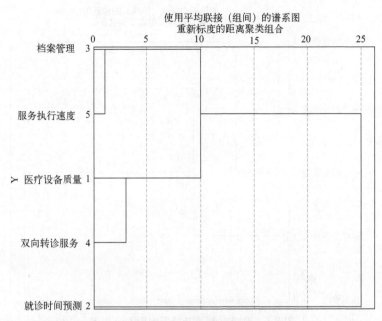

使用平均联接（组间）的谱系图
重新标度的距离聚类组合

图 7-3 绍兴市服务需求影响因素谱系图

表 7-4 K 均值聚类分析结果

指标	聚类		
	1	2	3
医疗设备质量	2.05	5.02	2.15
就诊时间预测	2.02	2.92	4.90
档案管理	2.85	3.01	3.06
双向转诊服务	2.30	3.29	2.46
服务执行速度	2.98	3.01	2.87

综上，在绍兴市影响服务需求的因素有三个，分别为医疗设备质量、就诊时间预测以及双向转诊服务。

（4）温州市医养护一体化服务质量的影响因素

1）谱系聚类

重复之前的步骤，得出温州市该服务自变量与因变量之间的关系。

用横断法观察图 7-4，最佳的分类个数为 3，此时类间距离为 9。这三类分别为：第一类，双向转诊服务、服务执行速度、就诊时间预测；第二类，医疗设备质量；第三类，档案管理。对这三个类别进行接下去的 K 均值聚类。

2）K 均值聚类

迭代 10 次，分为三类，通过 SPSS 分析得表 7-5。

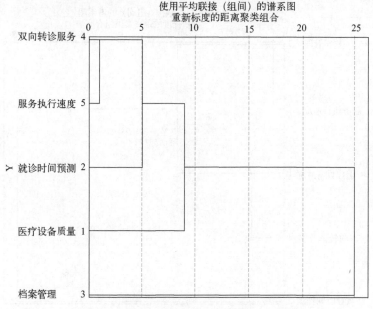

图 7-4　温州市服务需求影响因素谱系图

表 7-5　*K* 均值聚类分析结果

指标	聚类		
	1	2	3
医疗设备质量	1.78	2.18	4.27
就诊时间预测	3.26	3.00	2.66
档案管理	2.27	5.18	2.21
双向转诊服务	2.70	3.20	3.36
服务执行速度	3.26	3.07	2.85

　　在温州市中，这五个指标都表现显著，对指标进行排序得：档案管理＞医疗设备质量＞双向转诊服务＞就诊时间预测＞服务执行速度，即档案管理与医疗设备质量对于服务的影响是最大的。

　　综上得，在温州市档案管理得越合理、医疗设备的质量越高，居民对医养护一体化服务的需求则越大。

(5) 台州市医养护一体化服务质量的影响因素

1）谱系聚类

重复之前的步骤，得出台州市该服务自变量与因变量之间的关系。

用横断法观察图 7-5，最佳的分类个数为 3，此时类间距离为 9。这三类分别为：第一类，双向转诊服务、服务执行速度；第二类，就诊时间预测、档案管理；

第三类，医疗设备质量。对这三个类别进行接下去的 K 均值聚类。

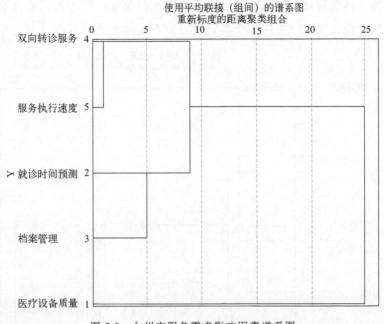

使用平均联接（组间）的谱系图
重新标度的距离聚类组合

图 7-5　台州市服务需求影响因素谱系图

2）K 均值聚类

同之前的做法，得到表 7-6。

表 7-6　K 均值聚类分析结果

指标	聚类		
	1	2	3
医疗设备质量	1.90	4.45	5.06
就诊时间预测	2.96	3.57	2.70
档案管理	3.60	3.54	3.77
双向转诊服务	3.26	1.66	3.98
服务执行速度	2.10	1.92	1.99

显著的指标有三项，对其进行排序得：医疗设备质量＞双向转诊服务＞就诊时间预测，其中医疗设备的质量与双向转诊服务是两个影响大的因素，医疗设备质量越好、双向转诊服务越到位，居民对服务的需求越大。

结合两种聚类得，在台州市医疗设备质量是这五个指标中较为明显的因素。

（6）湖州市医养护一体化服务质量的影响因素

1）谱系聚类

重复之前的步骤，得出湖州市该服务自变量与因变量之间的关系。

用横断法观察图 7-6，最佳的分类个数为 3，此时类间距离为 6。这三类分别为：第一类，档案管理、双向转诊服务、服务执行速度；第二类，就诊时间预测；第三类，医疗设备质量。对这三个类别进行接下去的 K 均值聚类。

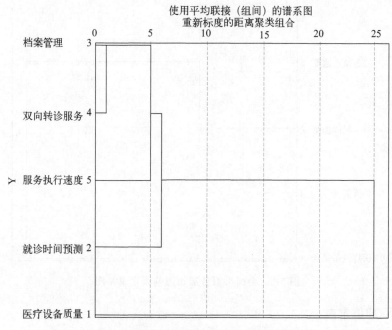

图 7-6　湖州市服务需求影响因素谱系图

2）K 均值聚类

同之前的做法，得到表 7-7。

表 7-7　K 均值聚类分析结果

指标	聚类		
	1	2	3
医疗设备质量	4.75	1.87	4.70
就诊时间预测	3.24	2.74	3.01
档案管理	2.73	2.74	2.78
双向转诊服务	4.24	3.06	1.68
服务执行速度	3.14	3.08	2.75

剔除档案管理这个显著性＞0.01 的因素，对剩余四项指标排序得：医疗设备质量＞双向转诊服务＞就诊时间预测＞服务执行速度，说明医疗设备质量与双向转诊服务是影响居民对医养护一体化服务的重要因素。

综上，在湖州市医疗设备质量、就诊时间预测与双向转诊服务对于医养护一体化的影响较大。

(7) 衢州市医养护一体化服务质量的影响因素

1) 谱系聚类

重复之前的步骤，得出衢州市该服务自变量与因变量之间的关系。

用横断法观察图 7-7，最佳的分类个数为 3，此时类间距离为 14。这三类分别为：第一类，档案管理、双向转诊服务、服务执行速度；第二类，医疗设备质量；第三类，就诊时间预测。对这三个类别进行接下去的 K 均值聚类。

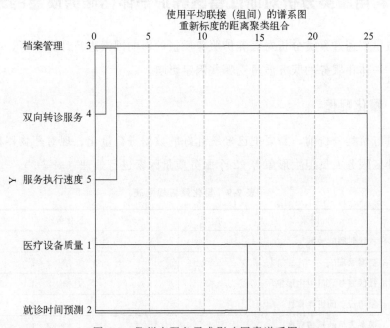

图 7-7　衢州市服务需求影响因素谱系图

2) K 均值聚类

继续之前的方式，得表 7-8。

表 7-8　K 均值聚类分析结果

指标	聚类		
	1	2	3
医疗设备质量	2.50	5.18	2.06
就诊时间预测	3.62	3.97	4.02
档案管理	1.92	2.05	2.02
双向转诊服务	3.52	2.97	2.49
服务执行速度	4.34	2.99	1.96

排除第三个显著性大于 0.01 的指标，排序得：医疗设备质量＞服务执行速度＞双向转诊服务＞就诊时间预测，所以医疗设备越好、服务执行的速度越快，居民对该服务的需求越大。

　　比较两种聚类，在衢州市中医疗设备的质量是最为显著的影响服务需求的因素。

7.2　利用聚类分析对浙江省医养护一体化服务质量的分析

　　本节主要通过聚类分析对医养护服务质量的影响因素进行计算分析，探究浙江省医养护一体化服务的服务质量受哪些因素影响。

7.2.1　量化赋值

　　在进行聚类分析前，需要把已经统计好的数据进行量化。现对药物器械的种类数量、社区服务人员卫生形象等 22 个服务质量因素进行处理（表7-9）。

表 7-9　量化赋值规则表

因素	量化等级
1. 就诊时间的预测	5　4　3　2　1
2. 档案管理	5　4　3　2　1
3. 社区服务人员卫生形象	5　4　3　2　1
4. 家用设备的可操作性	5　4　3　2　1
5. 服务人员的热情程度	5　4　3　2　1
6. 医疗设备质量	5　4　3　2　1
7. 服务执行速度	5　4　3　2　1
8. 上门问诊和定点治疗结合	5　4　3　2　1
9. 药物器械的种类数量	5　4　3　2　1
10. 医生的区别服务	5　4　3　2　1
11. 服务人员的道德素质	5　4　3　2　1
12. 就诊优先级	5　4　3　2　1
13. 医生关怀度	5　4　3　2　1
14. 社区志愿队伍的帮助	5　4　3　2　1
15. 养老和医疗优惠	5　4　3　2　1
16. 全科医生的培训	5　4　3　2　1
17. 双向转诊服务	5　4　3　2　1

续表

因素	量化等级
18.服务人员的可信赖度	5 4 3 2 1
19.养老专项服务	5 4 3 2 1
20.卫生网站的功能	5 4 3 2 1
21.医疗人员的专业化	5 4 3 2 1
22.医生的时间调度	5 4 3 2 1

在量化值统计完成之后，要对已经量化好的数据通过 MATLAB 软件进行归一化处理，目的是把数据转化到 [0-1] 之间，把所有数据转化到一个量纲，消除了量级差，使得接下来的聚类分析更加方便。

7.2.2 浙江省医养护服务质量因素结果分析

要将这 22 个因素按照不同的比例来进行分类，这里同样采取聚类分析的谱系聚类，将统计得到的数据按要求先进行等级划分，然后导入 SPSS 中，进行聚类分析，将这些数据分为 5 类，得到如图 7-8 的谱系图。

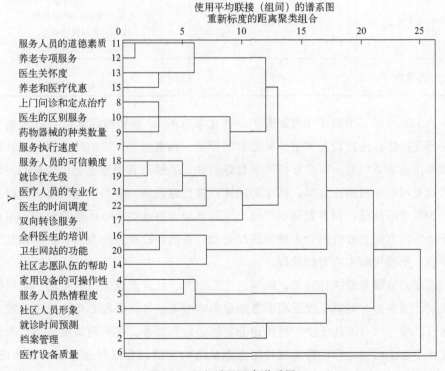

图 7-8 服务质量因素谱系图

由于分类出来的较多，这里就将这些因素分为五个大类，按照需求的程度来分，得到表 7-10，不同距离值（相似度）范围的因素分类的分析表格。

表 7-10 距离值按比例分出五个影响因素的需要状态等级

等级	距离值范围	因素
需要	10～25	6.医疗设备质量 1.就诊时间的预测 2.档案管理 17.双向转诊服务 7.服务执行速度
比较需要	7～9	10.医生的区别服务 14.社区志愿队伍的帮助 16.全科医生的培训 22.医生的时间调度
一般	5～6	3.社区服务人员卫生形象 4.家用设备的可操作性 5.服务人员的热情程度 11.服务人员的道德素质 13.医生关怀度 18.服务人员的可信赖度 21.医疗人员的专业化
比较不需要	3～4	8.上门问诊和定点治疗结合 9.药物器械的种类数量 15.养老和医疗优惠 20.卫生网站的功能
不需要	0～2	12.就诊优先级 19.养老专项服务

由上表可知，当前浙江省医养护一体化服务的 22 项影响因素，在社区居民中重要程度排序。医疗设备质量、就诊时间预测、档案管理、双向转诊服务是社区居民最关注的服务内容。医疗设备质量良好的话，居民对其服务也会比较放心，居民会收到更加有效的治疗效果；就诊时间难以被患者预测，常出现社区居民长时间排队等候治疗的情况；档案管理不严谨，应探寻如何将这些服务优势具象化，可建立电子档案，方便患者查询个人健康医疗记录；双向转诊服务作为医养护一体化服务的特色，是处于非常需要的阶段。

医疗人员服务的执行速度、医生的区别服务、社区志愿队伍的帮助、全科医生的培训、医生的时间调度这五项服务质量影响因素在社区居民心中也处于比较需要的地位。服务执行的速度快，居民也会更加亲近该服务，多采用该项服务；在该服务过程中医生的关心程度提高与社区志愿队伍的帮助，会很有效得到居民的依赖；医生在时间上进行合理分配，就可以更好地配合服务。

社区服务人员卫生形象、家用设备的可操作性、服务人员的热情程度、服务人员的道德素质、医生关怀度、服务人员的可信赖度、医疗人员的专业化这七项服务质量影响因素在社区居民心中的地位比较一般；关于服务人员的情况不是很重要，这些因素都处在一般的状态，也有可能是服务人员做得足够好，需求就相对不高了；医生更加关心居民的情况，会得到居民的青睐。可见，医养护一体化服务在浙江省社区居民心中未被深入了解，社区居民对社区卫生服务中心的要求仍处于基本医疗条件及医疗服务的需求上。同时说明，这些服务在社区居民心中也是重要的，相对 22 个服务影响因素而言，这七项影响因素属于社区居民的一般需要的服务项目。若某项服务的服务质量较差，将会影响社区居民对医养护一体化服务的评价。

上门问诊和定点治疗结合、药物器械的种类数量、养老和医疗优惠、卫生网站的功能处于比较不重要的状态。虽然居民对于卫生网站的关注程度不高，但是上门问诊和定点治疗结合的效果较好，该项影响因素的服务能较好的发挥，引起社区居民对该服务的重视；养老和医疗优惠等政策可能推广得不够多，导致居民对其的需求程度不高，如果对于政策了解得够多的话，居民肯定会对此加大需求的。

就诊的优先级、养老专项服务难以体现出来，居民对这两项指标了解得更少，也就到了不需要的地步。

总的来说，这 22 项影响医养护一体化服务的指标都是有待提高的，那些在社区居民认为不重要的很有可能是对这些事物宣传得不够到位，应该对这些都重视起来，结合这些指标让居民享受到更好的服务，让浙江省医养护一体化深入社区居民的心中。

7.2.3   基于主因子得分的聚类分析

将 SPSS 软件自动计算所得的不同问题的 5 个因子得分作为新变量，对 22 个因素对应的不同医养护问题（5 个问题）进行聚类分析。得到的分均值即为居民对医养护一体化服务的需求程度。

由运行结果得到表 7-11。

表 7-11   不同医养护问题的 5 个因子得分均值

问题	治疗因子	人员因子	程度因子	辅助因子	专项因子
整合医疗资源,进行志愿队伍培训	0.6238	0.6028	0.5283	0.1887	−0.0754
将养老机构与医疗机构结合	0.8204	0.4102	0.3589	0.2564	−0.1538

续表

问题	治疗因子	人员因子	程度因子	辅助因子	专项因子
社会医疗走进家庭的影响因素	0.8532	0.2132	0.7466	−0.1332	0.05332
进行智慧医疗服务的条件	1.3521	0.2253	0.1971	−0.1408	−0.0845
一对多家庭医生责任制的影响因素	0.8236	0.6452	0.3733	−0.0862	−0.05332

将影响医养护一体化的 22 项因素按照不同的性质和需求分为治疗因子，即具体治疗的效果；人员因子，即医生或志愿队伍的服务状态；程度因子，即服务人员的热情和可信赖程度、医生的关怀和专业化程度等等；辅助因子，即实际政策的优惠或普及程度、网站公告的功能等；专项因子，即优先或专项针对的服务。根据SPSS 软件得到的不同的医养护问题 5 个因子，得分方差分析表显示，检验的 P 值均很小，表明这些因子得分之间都有显著差异。

根据表中各个问题的 5 个因子得分的均值情况得出治疗因子在 5 个因子中的占比是非常大的，而居民对辅助因子与专项因子的需求相对较低。

从聚类分析所得结果可以看出，在不同的医养护一体化问题上，居民考虑最多的是治疗的实际情况，最关心的是自己能够得到更加有效的治疗结果。其次，居民关心的是医生以及服务人员的办事效率，如就诊等待时间、分诊等待时间等。而药物器材、政策实施、卫生网站的功能等，或许是政府、媒体未能对医养护作多渠道全方位的宣传，或许是居民并没有真正去关心这些问题，致使居民在这些方面上的需求较小。

最后，我们得出结论：居民在医养护一体化服务中最注重的是实实在在的东西，即所谓的病治到点上，一次就把病给治好。但是这些不同性质之间的关系，是值得相互辅佐的。比如说政策的宣传到位，便让更多的人了解医养护一体化，知晓医养护一体化的好处，因此也会有更广泛的群体参与其中。

将 22 个因素按照不同的比例来进行分类，采取聚类分析，将统计得到的数据按要求先进行等级划分，可知当前浙江省医养护一体化服务的 22 项影响因素在社区居民中重要程度排序（图 7-9）。

医疗设备质量、就诊时间预测、档案管理、双向转诊服务、医疗人员服务的执行速度是社区居民最关注的服务内容。医疗设备的质量好的话，居民对其服务也会比较放心，居民会得到更加有效的治疗结果；就诊时间难以被患者预测，常出现社区居民长时间排队等候治疗的情况；档案管理不严谨，应探寻如何将这些服务优势

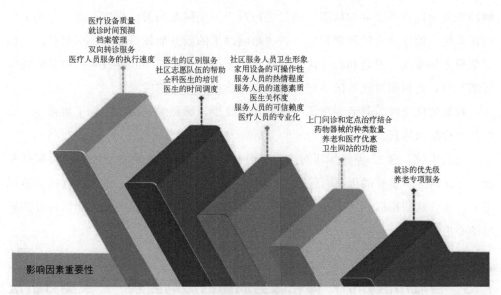

图 7-9　服务质量影响因素重要性

具象化，可建立电子档案，方便患者查询个人健康医疗记录；双向转诊服务作为医养护一体化服务的特色，是处于非常需要的阶段；服务执行的速度快，居民也会更加满意该服务。

　　医生的区别服务、社区志愿队伍的帮助、全科医生的培训、医生的时间调度这四项服务质量影响因素在社区居民心中也处于比较需要的地位。在服务的过程中医生的关心程度与社区志愿队伍的帮助，会很有效得到居民的依赖；全科医生所展现的专业程度与全科医生的培训有着较高的相关性；与医生在时间上进行合理分配，就可以更好地配合服务。

　　社区服务人员卫生形象、家用设备的可操作性、服务人员的热情程度、服务人员的道德素质、医生关怀度、服务人员的可信赖度、医疗人员的专业化这七项服务质量影响因素在社区居民心中的地位比较一般。这些因素都处在一般的状态，也有可能是服务人员做得足够好，会获取居民的好感；医生更加关心居民的情况，会得到居民的青睐，但若没做到这些，居民也不会产生不满的情绪。可见，医养护一体化服务在浙江省社区居民心中未被深入了解，社区居民对社区卫生服务中心的要求仍处于基本医疗条件及医疗服务的需求上。同时说明，这些服务在社区居民心中也是重要的，相对 22 个服务影响因素而言，这七项影响因素属于社区居民的一般需要的服务项目。若某项服务的服务质量较差，将会影响到社区居民对医养护一体化服务质量的评价。

　　上门问诊和定点治疗结合、药物器械的种类数量、养老和医疗优惠、卫生网站的功能处于比较不需要的状态。虽然居民对于卫生网站的关注程度不高，但是上门问诊和定点治疗结合的效果较好，该项影响因素的服务能较好发挥，引起社区居民对该服务的重视；养老和医疗优惠等政策可能推广得不够多，导致居民对其的需求程度不高，若加深对政策的了解，居民会对此展示更高的需求。

就诊的优先级、养老专项服务政府宣传较少，居民对这两项指标了解甚少，致使其价值难以体现。

总的来说，这22项指标所对应的医养护一体化服务都是有待提高的，那些在社区居民认为不重要的很有可能是对这些事物宣传得不够到位，应该对这些都重视起来，结合这些指标让居民享受到更好的服务，让浙江省医养护一体化深入社区居民的心中。

7.3 各城市医养护一体化服务质量的影响因素——聚类分析法

基于主因子得分对浙江省22项影响各级医养护一体化服务质量的指标进行聚类分析，根据数据得出最关键的5个影响因素：医疗设备质量、就诊时间预测、档案管理、双向转诊服务以及服务执行速度。并采用聚类分析法，因地制宜地按照这五项指标对浙江省十一个城市分别进行需求分析。由调查得出浙江省个别城市关于医养护一体化服务的发展情况相似，所以本书选取了七种不同情况的城市进行分析（宁波市、舟山市情况类似湖州市，丽水市情况类似衢州市，嘉兴市情况类似台州市）。对五项基本影响因素进行量化赋值，运用聚类分析中的谱系聚类（表7-12）和 K 均值聚类对比得出各城市不同指标对医养护一体化服务质量的重要性（表7-13）。

表 7-12 谱系聚类得到的分类情况表

地区	类间距离	第一类	第二类	第三类
杭州市	4	就诊时间预测 档案管理 服务执行速度	双向转诊服务	医疗设备质量
金华市	12	双向转诊服务 服务执行速度	医疗设备质量 档案管理	就诊时间预测
绍兴市	10	档案管理 服务执行速度	医疗设备质量 双向转诊服务	就诊时间预测
温州市	9	双向转诊服务 服务执行速度 就诊时间预测	医疗设备质量	档案管理

续表

地区	类间距离	第一类	第二类	第三类
台州市	9	双向转诊服务 服务执行速度	就诊时间预测 档案管理	医疗设备质量
湖州市	6	档案管理 双向转诊服务 服务执行速度	就诊时间预测	医疗设备质量
衢州市	14	档案管理 双向转诊服务 服务执行速度	医疗设备质量	就诊时间预测

用横断法观察聚类分析的谱系图（即使用一条竖直的直线与图中的分类线相交），得到这些城市的最佳分类个数都为 3，得出不同城市五项指标的分类情况。如上表所示，其中第一类因素对医养护一体化服务质量的影响较大。

表 7-13　不同城市 K 均值聚类分析结果

地区	K 均值聚类分析结果排序
杭州市	医疗设备质量＞双向转诊服务＞就诊时间预测＞服务执行速度
金华市	就诊时间预测＞服务执行速度＞医疗设备的质量
绍兴市	医疗设备质量＞就诊时间预测＞双向转诊服务
温州市	档案管理＞医疗设备质量＞双向转诊服务＞就诊时间预测＞服务执行速度
台州市	医疗设备质量＞双向转诊服务＞就诊时间预测
湖州市	医疗设备质量＞双向转诊服务＞就诊时间预测＞服务执行速度
衢州市	医疗设备质量＞服务执行速度＞双向转诊服务＞就诊时间预测

首先排除部分城市显著性＞0.01 的指标，接着运用 K 均值聚类结合因子得分情况，对这五项指标进行排序，数值越大说明其对医养护一体化服务质量的影响越大。

根据以上数据分析结果得出如下结论：在杭州市，医疗设备的质量、双向转诊服务越好，居民所感受到的医养护一体化的服务质量越高；在金华市，影响医养护一体化服务质量最大的因素为就诊时间的预测，服务执行速度与医疗设备的质量对服务的影响也比较明显；在绍兴市影响服务质量的关键因素有三个，分别为医疗设备的质量、就诊时间预测以及双向转诊服务；在温州市档案管理得越合理、医疗设备的质量越高，居民对医养护一体化服务的满意度越大；在台州市医疗设备质量是这五个指标中较为明显的因素；在湖州市医疗设备质量、就诊时间预测与双向转诊服务对医养护一体化服务质量的影响较大；在衢州市中医疗设备的质量是最为显著的影响因素。

根据对调查数据的整理，本文选取了七种不同情况的城市进行分析（宁波市、舟山市情况类似湖州市，丽水市情况类似衢州市，嘉兴市类似台州市），对社区居民的基本信息进行量化赋值，运用聚类分析和多元线性回归分析，对比得出各城市居民对医养护一体化服务的需求影响因素。

1）杭州市社区居民医养护服务需求影响因素

由聚类分析得出在杭州市中，居民医养护一体化服务需求的主要影响因素为居民的年龄。其中，居民的年龄越大对该服务的需求越大。

从回归系数方程与贡献的大小判断得出，在杭州市居民医养护一体化服务需求的主要影响因素为居民的年龄，即居民的年龄越大对该服务的需求越大。

通过聚类分析与多元线性回归两模型的对比可知，在杭州市年龄是对服务需求的主要影响因素，居民的年龄越大对该服务的需求越大。

2）金华市社区居民医养护服务需求影响因素

由聚类分析得出在金华市中，居民医养护一体化服务需求的主要影响因素为居民对医养护的了解程度，其次是年龄。其中，居民对医养护服务越了解，对该服务的需求越大。

从回归系数方程与贡献的大小判断出，在金华市居民医养护一体化服务需求的主要影响因素为居民对医养护一体化服务的了解程度，即居民对该服务越了解就对该服务的需求越大。其次的影响因素为收入与年龄，其贡献度分别为 0.450 与 0.447。

通过聚类分析与多元线性回归两模型的对比可知，在金华市居民对医养护一体化服务的了解程度是服务需求的主要影响因素，居民对该服务越了解就对该服务的需求越大。

3）绍兴市社区居民医养护服务需求影响因素

由聚类分析得出在绍兴市中，居民医养护一体化服务需求的主要影响因素为居民的身体情况，其次是年龄。其中，居民的身体情况越差，对该服务的需求越大。

从回归系数方程与贡献的大小判断出，在绍兴市居民医养护一体化服务需求的主要影响因素为居民的身体情况，即居民的身体情况越差就对该服务的需求越大。其次的影响因素为年龄与收入，其贡献度大小分别为 0.443 与 0.411。

通过两模型的对比可知，在绍兴市居民身体情况是服务需求的主要影响因素，居民的身体情况越差就对该服务的需求越大。年龄与收入的影响也比较明显。

4）温州市社区居民医养护服务需求影响因素

由聚类分析得出在温州市中，居民医养护一体化服务需求的主要影响因素为居民的居住情况，其次是年龄。其中，居民的居住情况越好，对该服务的需求越大。

从回归系数方程与贡献的大小判断出，在温州市居民医养护一体化服务需求的主要影响因素为居民的居住情况，即居民的居住情况越好对该服务的需求越大。其次的影响因素为居民的身体情况与收入，其贡献度大小分别为 0.449 与 0.448，而居民的年龄与居民对该服务的了解程度较小，为 0.433。

通过两模型的对比可知，在绍兴市居民居住情况是服务需求的主要影响因素，居民的身体情况越好就对该服务的需求越大。居民的身体情况与收入的影响也比较明显。

5）台州市社区居民医养护服务需求影响因素

在台州市中，居民医养护一体化服务需求的主要影响因素为居民的年龄，其次是身体情况。其中，居民的年龄越大，对该服务的需求越大。

从回归系数方程与贡献的大小判断出，在台州市居民医养护一体化服务需求的主要影响因素为居民的年龄，即居民的年龄越大就对该服务的需求越大。其次的影响因素为居民的收入与对该服务的了解程度，其贡献度大小分别为 0.468 与 0.453，而居民的身体情况与居民的居住情况的贡献度最小。

通过两模型的对比可知，在台州市居民的年龄是服务需求的主要影响因素，居民的年龄越大就对该服务的需求越大。

6）湖州市社区居民医养护服务需求影响因素

在湖州市中，居民医养护一体化服务需求的主要影响因素为居民的年龄，其次是居民的收入情况。其中，居民的年龄越大，对该服务的需求越大。

从回归系数方程与贡献的大小判断出，在湖州市居民医养护一体化服务需求的主要影响因素为居民的年龄，即居民的年龄越大就对该服务的需求越大。其次的影响因素为居民的身体情况与对该服务的了解程度，其贡献度大小分别为 0.433 与 0.416，而居民的收入情况与居民的居住情况的贡献度最小。

通过两模型的对比可知，在湖州市居民的年龄是服务需求的主要影响因素，居民的年龄越大就对该服务的需求越大。

7）衢州市社区居民医养护服务需求影响因素

在衢州市中，居民医养护一体化服务需求的主要影响因素为居民的年龄，其次是收入情况。其中，居民的年龄越大，对该服务的需求越大。

从回归系数方程与贡献的大小来判断，衢州市与湖州市的情况差不多，在衢州市居民医养护一体化服务需求的主要影响因素为居民的年龄，即居民的年龄越大对该服务的需求越大。其次的影响因素为居民的身体情况与对该服务的了解程度，其贡献度大小分别为 0.454 与 0.441，而居民的收入情况与居民的居住情况的贡献度最小。

通过两模型的对比可知，湖州市居民的年龄是服务需求的主要影响因素，居民的年龄越大对该服务的需求越大。

第8章
医养护一体化服务质量提升机制的研究

8.1 浙江省各城市对医养护一体化服务需求的结论与建议

在总结与建议之前，我们将这 22 个影响因素的聚类均方值与因子得分进行处理，定义成 M 值，以便后面叙述。

浙江省不同城市的经济发展水平、文化教育程度以及生活条件均不同。即不同的基本情况使不同城市的社区居民对医养护一体化服务了解的程度与需求的考量也存在差异（图 8-1）。

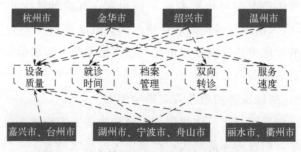

图 8-1　基本情况与各城市服务需求关系图

（1）杭州市民受医疗设备质量的影响较大，医疗设备的好坏会影响绝大部分居民对服务的满意程度，医疗设备的完善使得居民治疗成功的概率提升；其次是双向转诊服务对杭州市居民需求的影响，该服务的目标是为了建立"小病在社区，大病进医院，康复回社区"的就医新格局。此外，对于杭州市这种人口数量多的城市，出现大医院人满为患的情况减少，服务速度的提升，能够让患者较快得到治疗。

（2）在金华市中，居民对医疗设备质量、就诊时间的预测、档案管理这三点的需求最为突出。医疗设备质量变得更好，就诊时间的可估算，正确记录病情并及时上传档案，都将使得居民能在更准确的时间内去治疗。节省了居民的大部分时间，也能提高服务的速度，让服务人员对病情进行及时处理、分级，对不同严重程度的病情采取相应的措施。

（3）绍兴市医疗设备质量的提高与就诊时间的可估算，使得居民的满意度更高，医疗设备质量的标准不仅取决于其本身的质量，还与医疗的环境、服务人员的技术等有关联；就诊时间可预测，让居民能及时了解到相关信息，减轻居民的焦虑感。

（4）温州市的各要素 M 值相比而言，医疗设备的质量同样重要。此外，档案管理为居民建立完善的档案，详细完整得记录一般情况、现病史、既往史等，必要图片采集、化验单扫描后及时上传到主诊医生处，处理相应的病情。

（5）综合 M 值比较，嘉兴市与台州市受多种因素影响，医疗设备质量、就诊时间预测、档案管理均对医养护一体化服务质量产生较大影响，可通过加强社区卫生服务中心的服务体系，扩大服务能力范围吸引需求。具体方式有增强全科医生的专业能力，多组织医疗培训，增强医务人员的医疗能力；改进医疗设备，配备先进的医疗仪器；提高药物储备量和药物种类数等。

（6）在湖州市、宁波市和舟山市的 M 值中显示，医疗设备质量的提高、就诊时间可预测、服务速度的提升会增加居民对医养护一体化服务需求满足程度。结合居民在就诊前、就诊时、就诊后存在的问题，寻出切实可行的护理管理对策，有效地做好居民管理工作，提升服务质量；告别漫长的排队，完善专家服务，优化看病流程。

（7）丽水市与衢州市的经济发展水平相似，与衢州市相同，医疗设备质量是主导因素。贴近民生的服务，能够加强服务职能本身的宣传，以服务质量吸引更多的社区居民。

浙江省医养护一体化服务是一项利国利民的便民服务。综合整体 M 值可知，浙江省范围内的居民显示出医疗设备的质量对医养护一体化服务的需求影响比较大。医养护一体化是结合医疗和养老服务，是老年人、慢性病患者和行动不便者的福音，同时也给家庭中的各年龄层成员带来了健康的便利。医疗服务的大部分需求者就是患有疾病、身体情况较差或者是遇到突发状况影响身体健康的人群，所以就诊时间的预测也对服务需求存在很大的影响。医养护一体化服务档案管理越好，对症下药的效果越好。医养护一体化的服务机构是社区卫生服务中心以及医疗养老机构，所以服务速度对一些城市医养护需求的影响并不大，只有在人口众多的城市会有所体现。医养护一体化服务应对收费进行优惠，使得普通居民都能够承担。完善各项因素，对于浙江省医养护一体化服务质量会有很大的提升。

浙江省医养护一体化服务质量分析从影响服务质量的 22 个影响因素展开。针对 SERVQUAL 模型的十维度，对每个维度进行针对性分析，提出浙江省医养护一体化服务质量提升路径。

8.2　SERVQUAL 模型分析结论

　　本书运用 SERVQUAL 模型和顾客价值理论对居民的服务需求进行分析，并对服务指标的需求度和满意度进行排序，找出对服务质量影响的指标因素。

　　下面我们分别从 SERVQUAL 模型的十个维度（可靠性、响应性、胜任性、接近性、礼貌性、沟通性、信用性、安全性、了解性和有形性）来阐述 SE-RVQUAL 模型的分析结论。

8.2.1　可靠性：人员和设备可靠性低、签约服务与就诊时间问题

　　从社区卫生服务中心和医疗养老机构的人员和设备来看，可靠度较低；从签约服务中可以看出签约居民和未签约居民的服务差异不大，导致签约服务的优势减弱，在一定程度上给医养护一体化服务发展造成阻碍；社区居民对就诊时间问题普遍不太满意。而从双向转诊服务的服务质量来看，满意差距很小，可见双向转诊服务作为影响医养护一体化服务的影响因素之一，已经基本满足居民的需求。

8.2.2　反应性：社会志愿队伍长期参与

　　根据满意度差距可知，社会志愿队伍在医养护服务中参与度能够满足居民对服务的需求，为社区卫生服务中心提供了服务帮助，减轻了服务中心的医疗压力，同时增强了社区居民的满意度。

8.2.3　胜任性：全科医生培训方面存在不足

　　胜任性包括"全科医生的培训""上门问诊和定点治疗结合"两项服务指标。全科医生的定点治疗与上门问诊服务基本达到居民满意的程度，但从全科医生是否能够胜任医养护一体化服务问题中可以看出，当前全科医生培训方面存在不足。

8.2.4　接近性：接近性水平较高，但存在家庭医疗设备的操作问题

　　"全科医生的关怀度"在接近性中最受社区居民关注，该项服务是接近性最突

出的服务评价指标，并且浙江省整体的社区卫生服务人员和医疗养老中心的卫生形象是达到期望值的，但同时数据也显示家庭医疗设备操作并不容易。

8.2.5　礼貌性：服务人员的礼貌性有待加强

社区居民对社区服务人员和医疗养老机构服务人员的礼貌需求很高，但在就医接触中，发觉此项因素的服务体验较差。

8.2.6　沟通性：服务人员与患者沟通引导过程时的态度问题

社区服务中心和医疗养老机构的人员素质、对患者的热情程度上仍有较大的提升空间。

8.2.7　信用性：服务人员可信赖程度不高

信用性包括"服务人员的可信赖度"和"全科医生的时间调度"，其中居民对后者较为认可。由数据可知服务人员是可信赖的，但可信赖程度不高，其中，不乏服务人员专业技能不过关或者对社区居民的了解不充分的原因。

8.2.8　安全性：卫生健康网站服务功能待提升，需推出全新优惠项目

安全性以"医疗设备质量"为代表。可见医疗设备是否安全可靠是社区居民最在意的服务评价指标。整体上看，浙江省社区卫生服务中心的医疗设备还是安全可靠的，但仍有个别社区卫生服务中心需提高设备质量；卫生健康网站服务功能需提升；社区居民对养老优惠和医疗优惠结合的新政策感受不一，仍需社区卫生服务中心进一步推出优惠项目。

8.2.9　了解性：就诊优先级满足服务要求

由分析可知社区服务中心和医疗养老机构的就诊优先级考虑到患者不同的病情情况，在医养护一体化服务中设有双向转诊服务，且有签约居民优先转诊的设置。此项服务指标达到了社区居民的满意度，说明该影响因素满足服务要求。

8.2.10　有形性：医药用品配备不齐全、养老医疗专项服务有待加强

"药物器械的种类数量""养老专项服务"均受社区居民所重视，说明社区居民对这两项服务质量的要求较高。数据表明，满意度差距比较大，说明现阶段药品种类与医疗器械配备并不齐全，养老医疗专项服务也并不尽如人意。

8.3 提升建议

通过以上结论可以看出，浙江省医养护一体化服务质量仍有很大的改善空间。因此，如何有效地避免和解决上述问题，切实提高浙江省医养护一体化服务质量，推进和谐社会发展，是建设幸福和谐城市过程中亟待解决的问题。根据结论我们提出如下建议（图 8-2）。

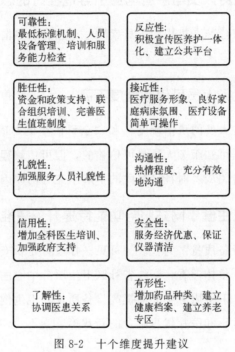

可靠性：	反应性：
最低标准机制、人员设备管理、培训和服务能力检查	积极宣传医养护一体化、建立公共平台
胜任性：	接近性：
资金和政策支持、联合组织培训、完善医生值班制度	医疗服务形象、良好家庭病床氛围、医疗设备简单可操作
礼貌性：	沟通性：
加强服务人员礼貌性	热情程度、充分有效地沟通
信用性：	安全性：
增加全科医生培训、加强政府支持	服务经济优惠、保证仪器清洁
了解性：	有形性：
协调医患关系	增加药品种类、建立健康档案、建立养老专区

图 8-2　十个维度提升建议

8.3.1 针对浙江省社区居民最关注的可靠性指标因素

1）政府要建立最低标准机制，避免社区卫生服务中心建立后消极运营。

2）社区卫生服务中心需加强服务中心的人员与设备管理，建立健全的服务中心奖励制度，推动社区卫生服务中心的建设；加强医疗人员的专业培训和服务能力，定期对医疗人员的工作质量进行评估；对医疗设备定期检查，不使用落后的或者测量结果有误的医疗设备。

3）综合医院需保持与社区卫生服务中心的定期沟通，提高双方默契程度。共同做好患者的思想工作，促使转诊服务更完善，使得患者能够在服务中心得到合适的监管和康复。

4）社区居民应理解社区卫生服务中心服务人员的工作，做好个人时间安排，避免就医时间发生冲突。

8.3.2　针对反应性指标因素

1）各政府应积极配合社区卫生服务中心，从传统媒体与新媒体多渠道积极宣传医养护一体化服务，引起社会公众的关注。

2）建立公共平台，方便社会志愿队伍了解服务社区居民。

3）社区卫生服务中心要确保居民信息不被泄露。

8.3.3　针对胜任性指标因素

1）各社区卫生服务中心联合组织培训，政府提供资金和政策支持，为全科医生培训提供更好的平台和设施。

2）社区卫生服务中心建立完善的医生值班制度，结合全科医生上门服务的特殊性进行排班。确保全科医生出诊时，社区卫生服务中心仍有医生值班。合理调配全科医生的时间，避免医患时间冲突，无人定点治疗等服务漏洞出现。

8.3.4　针对接近性指标因素

1）医疗事业单位应保证事业单位的卫生形象良好，要求医疗服务人员服装统一、整洁。保持卫生整洁的服务环境，确保医疗服务形象。

2）社区居民营造良好的家庭病床氛围，使患者减少心理压力，对病情康复提供帮助。对于一些老年人，或者是行动不便的患者，需要定期检查身体情况，及时反馈给全科医生。

3）社区卫生服务中心或者综合医院应根据患者家庭成员可操作的医疗仪器设备，选择简单的医疗设备投入家庭病房的使用。

社区服务中心要关注全科医生的心理状态，减轻全科医生的心理压力。医疗行业中，医生的心理压力大，其情绪也间接影响到治疗的效果。

4）全科医生应提高自身职业素养，对每个患者负责，对自己的职业负责。

8.3.5　针对礼貌性指标因素

1）社区卫生服务中心相关负责人应在日常工作中对不礼貌的行为作出批评。

2）提倡微笑服务，选择文明有礼的服务方式，营造和谐就医氛围，提升医疗服务质量。

8.3.6 针对沟通性指标因素

1）提升社区卫生服务人员对患者的热情程度。

2）与患者直接进行充分有效的沟通。

8.3.7 针对信用性指标因素

1）加强政府对医养护一体化服务的宣传和支持，可选择公共机构文件或传单宣传。

2）全科医生的荣誉证书、专业证书以及其他可证明其能力的信息能够使其专业性有所体现，社区卫生服务中心可以通过对所属的全科医生的能力介绍提高信用性。

3）浙江省可通过培训全科医生，增加医养护一体化服务的全科医生数量来减少单个全科医生的工作压力。

8.3.8 针对安全性指标因素

1）经济方面，政府可在医养护一体化发展前期对社区卫生服务中心以及医疗养老机构提供经济奖励，同时社区卫生服务中心应加强与养老服务机构的联系，利用专业养老服务的优势，推出医养护一体化服务经济优惠政策。

2）社区卫生服务中心和医疗养老机构可通过互联网服务人才建立卫生健康网站，在所服务的社区居民中推广卫生服务。电子信息网站的建立有利于全科医生更好地管理签约居民的档案，加强信息安全，减少因遗失、损坏等情况导致的档案破坏。

3）社区卫生服务中心的医疗设备应定期清洗，保证医疗仪器的清洁，避免因设备卫生隐患引起细菌滋生，影响患者的身体健康。

8.3.9 针对了解性指标因素

1）社区卫生服务中心和医疗养老机构应充分了解本服务中心所能够治疗的疾病，对于能力范围外的特殊病症应及时进行转诊，避免耽误患者的最佳治疗时间。对于能力范围内的医疗服务，要结合时间与病情严重程度合理治疗。

2）全科医生须加强与签约居民们的联系，在第一时间能够做出准确的判断，在不耽误患者治疗的情况下，协调好居民与自己的医患关系。

8.3.10 针对有形性指标因素

1）社区服务中心和医疗养老机构应配备充足的应对日常感冒、发热等症状的药物。不仅需要配备治疗基本疾病的药物，还应配备烧伤等突发情况的应急药品和疾病康复阶段所需的药品，尽可能针对自身社区卫生服务中心及医疗养老机构所能治疗的疾病用药和所需的医疗器械做好准备。多储备能治疗疾病的药物，增加康复期所需的药品种类。

2）在社区卫生服务中心和医疗养老机构中可建立养老专区，能够满足老年人对健康保健、疾病治疗的需求。比如为每位老年人建立老年健康档案，针对不同的老年人身体状况提供不同的医疗、保健、营养等方面的建议。

3）养老专项服务除了目前所提供的定期测高血压、高血糖和高血脂服务、养老服务包以及上门诊疗外，还需从专业的养老机构中学习有关养老服务的内容。

研究收获与启示

（1）医疗服务质量的经验启示

健康是围绕着人类发展生存永恒不变的话题，尤其是近些年来随着人们生活水平的不断提高，医疗健康服务质量越来越成为人们关注的话题。医疗、养老、护理逐渐受到人们的重视，"医养护一体化智慧医疗服务"是综合利用各方面资源，因地制宜地推行医疗、养老、护理一体化的健康服务的新模式。

浙江省"医养护一体化"服务，不以支付能力、健康状况为限制条件，为所有老年人的健康养老提供保障，不仅有利于提高老年人的健康养老水平，同时对浙江省构建多层次的养老服务体系，形成特色养老格局具有重要的作用。服务以综合性的服务内容、特色化的医疗服务等优势吸引众多老年人参与。医养护一体化智慧医疗服务，由社区医院的全科医生与居民签订一定期限的医疗服务协议，积极引导居民到全科医生处首诊，逐步建立疾病分诊机制，让签约居民享受到"社区首诊、双向转诊、康复回社区"的分级诊疗服务。在我国现有医疗服务体系下，这一做法具有前瞻性和突破性。

浙江省自推行医养护一体化签约服务以来，"看病难、看病贵"的医疗现状及紧张的医患关系得以改善。但随着社会老龄化，慢性病发病率不断上升，就医人数不断地增加，每个社区卫生服务站的诊疗压力不断加大。一般一个社区只有 2 位全科医生，有时既要在门诊坐诊又要上门服务，全科医生的工作量过大，导致服务质量有所降低。浙江省医养护一体化服务质量存在许多居民关注度较高的因素，如医疗设备质量、就诊时间预测、档案管理、双向转诊服务、医疗人员服务的执行速度。在未来医养护一体化服务的推进中对这些问题加以改进，可以大幅地提升社区居民对医养护一体化的满意度，进而提升人民的幸福感。

（2）调研成员的感悟

1）有条不紊的前期准备

调查开始前，我们就在学校里利用课余时间开始着手准备实地调研的各类事项。我们深知这项调查活动的艰辛与困难，也自知自身能力水平与知识阅历的有限，但更明白这项活动充满价值与意义，因而在调研开始之前，我们为此做了精心而充足的准备。

首先，我们通过分层抽样的方法选出浙江省内部分社区和社区卫生服务中心进行调研。随后，为了使问卷设计更加精准，我们查阅大量文献，分析了许多成功的调研案例与问卷，并在小范围内进行了试调研。根据上述工作与调研结果，我们对问卷进行了一定程度上的修正，使问题选项更通俗易懂，对于一些原本容易忽视的问题，也进行了补充（附录图1-1）。

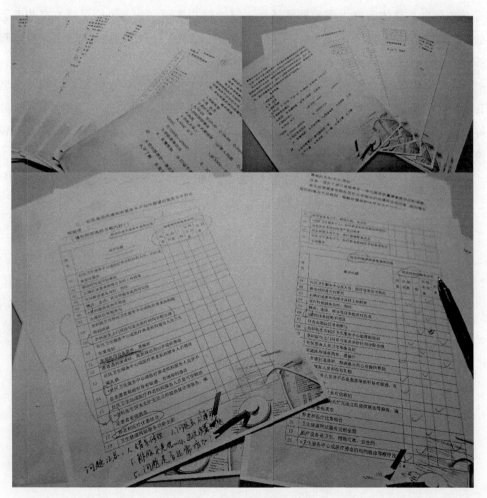

附录图 1-1　调查问卷和修正

在生活与交通方面，经过详细讨论，对一些实地调研中可能发生的突发情况进行了模拟与处理，对整个城市实地调研路线城市间交通周转进行了统一细致的安排，以上种种都充分保障了课题组成员在外生命财产安全与调研活动的顺利进行。

2）紧凑充实的实地调研

一切准备就绪之后，我们开始了实地调研。第一天我们选择在杭州市调研，根据抽样结果找寻各个社区服务中心。第一站，我们来到了杭州五常街道文福社区卫生服务中心，社区服务中心的工作人员很配合我们的工作，跟我们详细解释了医养护和签约服务，耐心地告知我们医养护的签约事项。值得一提的是，随后我们采访了这个社区的居民，是一位非常慈祥的老奶奶，她也很配合我们的工作，根据我们拟好的问题与我们进行问答交互，帮助我们获得了许多例如服务受众主观感受之类难得的信息。随后我们又来到了杭州上城区社区服务中心，在这里同样获得了诸多有益的信息。总体而言，实地调研活动一开始就非常顺利，这也给了原本有些忐忑的我们极大的精神鼓励，在之后的湖州、诸暨、绍兴、嘉兴等地的调研中，我们圆满地完成了所有的调研任务。

白天在外面东奔西走，一到暂时可以休憩的晚上，我们往往会聚在一起讨论当日的得失与在外面的见闻。每个成员都怀有一起把这项活动完成好，把这个调研做好的决心，也共同承受着在外奔波的劳累，在这期间的相处中都互帮互助，有说有笑，显得十分团结友爱。

浙江省医养护一体化服务质量满意度调查问卷

尊敬的先生/女士：您好！

这是一项关于浙江省医养护一体化服务质量满意度状况的调查。

首先非常感谢您能在百忙之中抽出时间填写这份问卷，因为每位居民的情况不尽相同，每题所提供的选项也没有对错之分，此外，该问卷采用不记名的方式，所以不会侵犯您的任何隐私权，敬请放心填写。我们郑重承诺对您填写的所有信息严格保密。

一、基本信息

1.您的性别

A.男　B.女

2.您的年龄

A.18～28　B.29～38　C.39～48　D.49～58　E.59～68　F.68以上

3.您的居住情况

A.独居　B.夫妻同居　C.家人同居　D.其他

4.您的月收入

A.3000元以下　　　　B.3000～8000元　　　　C.8000～15000元

D.15000～20000元　　E.20000元以上

5.您的身体状况

A.有慢性病　B.行动不便　C.容易受寒　D.亚健康　E.很好

6.您对医养护一体化服务的了解

A.不了解　B.有耳闻　C.一般　D.较了解　E.了解

二、社区居民所感知的服务水平与所期望的服务水平的认知测评

（请在你所选的方框内打√）

序号	测评问题	同意	比较同意	一般	比较不同意	不同意
	期望的服务满意度调查问卷					
		期望得到的服务水平				
01	社区卫生服务中心或医疗养老机构的人员,医疗设备是可靠的					
02	就诊时间是可估算的					
03	正确记录患者病情并及时上传档案					
04	双向转诊服务及时、到位					
05	就诊、走诊、转诊等服务能及时完成					
06	签约服务优势不明显					
07	志愿队伍长期参与					
08	全科医生在社区卫生服务中心或医疗养老机构能得到培训					
09	全科医生上门问诊与定点治疗时间分配合理					
10	社区卫生服务中心或医疗养老机构服务人员卫生形象良好					
11	家庭医用设备简单、易操作					
12	患者遇到困难时,能表现出关心并提供帮助					
13	社区卫生服务中心或医疗养老机构服务人员都很有礼貌					
14	社区卫生服务中心或医疗养老机构服务人员并不总是愿意帮助引导有疑惑,有困难的患者					
15	社区卫生站或医疗养老机构服务人员是可信赖的					
16	全科医生因为太忙无法立即提供就诊等服务,满足患者看病需求					
17	养老和医疗优惠结合					
18	卫生健康网站服务功能全面					
19	医疗设备是卫生,精确可靠,安全的					
20	社区卫生服务中心、医疗养老机构的就诊等顺序没有优先考虑到病情严重的患者					
21	药品种类丰富齐全,医疗器械配备齐全					
22	社区卫生服务中心、医疗养老机构中含有养老医疗专项服务					

续表

现实的服务满意度调查问卷

序号	测评问题	现实得到的服务水平				
		同意	比较同意	一般	比较不同意	不同意
01	社区卫生服务中心及人员,医疗设备是可靠的					
02	就诊时间是可估算的					
03	正确记录患者病情并及时上传档案					
04	双向转诊服务及时、到位					
05	就诊、走诊、转诊等服务能及时完成					
06	签约服务优势不明显					
07	社会志愿队伍长期参与					
08	全科医生在社区卫生服务中心能得到培训					
09	全科医生上门问诊与定点治疗时间分配合理					
10	社区服务人员卫生形象良好					
11	家庭医用设备简单、易操作					
12	患者遇到困难时,能表现出关心并提供帮助					
13	社区服务人员都很有礼貌					
14	社区服务人员并不总是愿意帮助引导有疑惑,有困难的患者					
15	社区服务人员是可信赖的					
16	全科医生因为太忙无法立即提供就诊等服务,满足患者看病需求					
17	养老和医疗优惠结合					
18	卫生健康网站服务功能全面					
19	医疗设备是卫生,精确可靠,安全的					
20	卫生服务中心或医疗养老机构的就诊等顺序没有优先考虑到病情严重的患者					
21	药品种类丰富齐全,医疗器械配备齐全					
22	社区卫生服务中心或医疗养老机构中含有养老医疗专项服务					

本次调查到此结束, 谢谢您的配合与支持! 祝愿您身体健康, 生活愉快!

问卷编号: 调查者: 调查地点: 调查时间:

实地调查及访谈纲要

一、访谈目的

了解全科医生的日常工作及其对医养护一体化服务质量的评价和看法。

二、访谈方式

实地面谈。

三、访谈对象

社区卫生服务中心的全科医生。

四、访谈提纲

（一）访谈开场语

医生您好！我们是××的调研者，现在正在做一个关于医养护一体化服务质量水平满意度的调查，希望可以通过访谈向您了解一些这方面的信息。您的回答将有助于我们对医养护一体化服务质量的研究，同时为提升医养护一体化服务质量提供理论依据。访谈时间大概需要 20 分钟，请问您现在方便吗？因为我们这个访谈是面对面的形式，为了方便我们信息获取的完整性以及后期资料的整理，您介不介意我们现场录音？本次访谈所有材料仅供研究使用，相关信息以及录音我们会严格保密，绝不会对您的工作、生活产生任何影响。如果没有问题的话，那我们现在开始吧！

（二）访谈问题

1.您在该职位工作多长时间？

2.您能给我们介绍一下医养护一体化服务吗？

3.社区卫生服务中心的签约程序有哪些？/医疗养老机构的签约程序有哪些？

4.您有遇到过不礼貌的签约居民吗？遇到这样的人你会如何处理？/您有遇到过不愿配合、不礼貌的签约老人吗？遇到这样的人您会如何处理？

5.在非工作日时有签约居民会打电话过来问诊吗？次数多吗？您如何看待这样的情况？

6.您觉得您所在的医养护社区卫生服务中心的服务质量如何？同您所了解的浙江省医养护服务平均水平相比较情况如何？/您觉得您所在的医疗养老机构的服务质量如何？同您所了解的浙江省医养护服务平均水平相比较情况如何？

7.您觉得目前医养护社区服务中心有哪些值得提倡的地方？以及有哪些不足的地方？/您觉得目前医疗养老机构有哪些值得提倡的地方？以及有哪些不足的地方？

8.为了更好地提升医养护服务的质量水平，您觉得最关键是做好哪些方面的工作？

五、访谈结束语

我们的访谈到这里就结束了，再次感谢您的配合和帮助，调查结束后我们会将所得结果反馈给您，后期您对我们的访谈内容有什么建议和要求也可以联系我们，我们的电话是××××，期待您宝贵的意见。祝您工作顺利，生活愉快！

访谈对象：　　　　　　　　　　　访谈人员：

访谈时间：　　　　　　　　　　　访谈地点：

访谈节选

1.张医生您好！我们是××的调研者，现在正在做一个关于医养护一体化服务质量水平满意度的调查，希望可以通过访谈向您了解一些这方面的信息。您的回答将有助于我们对医养护一体化服务质量的研究，同时为提升医养护一体化服务质量提供理论依据。访谈时间大概需要 20 分钟，请问您现在方便吗？因为我们这个访谈是面对面的形式，为了方便我们信息获取的完整性以及后期资料的整理，您介不介意我们现场录音？本次访谈所有材料仅供研究使用，相关信息以及录音我们会严格保密，绝不会对您的工作、生活产生任何影响。如果没有问题的话，那我们现在开始吧！

问：您在该职位工作多长时间？

答：在这个岗位已经是第七个年头了。

问：您能给我们介绍一下医养护一体化服务吗？

答：目前养老和医改问题困扰千家万户，政府不断推进养老市场和医疗制度的开放与改革，医养护一体化从此而来。简单地说，医养护一体化就是集医疗、养老、护理一体的新模式。

问：社区卫生服务中心的签约程序有哪些？

答：社区卫生服务中心的签约流程主要分为以下几个部分。

① 给签约居民建立完善档案，熟悉其基本信息。

② 为签约的居民家庭提供社区首诊、双向转诊服务。

③ 依照需求，对签约的慢性病患者、残疾患者等重点对象，提供约定服务，进行定期随访和健康干预。

④ 提供基本医疗和基本公共卫生服务。

⑤ 医生与居民建立良好的沟通，提高居民健康观念。

问：您有遇到过不礼貌的签约居民吗？遇到这样的人你会如何处理？

答：接触的居民很多，那碰到这样的居民也是有的，但非常少。首先，尝试着去理解他们的想法是我们必须做的第一步。接下来，我们会耐心地和他们解释这个签约的具体内容和安排，以及相应的保障措施。

问：在非工作日时有签约居民会打电话过来问诊吗？次数多吗？您如何看待这样的情况？

答：会有居民在非工作日打电话来问诊，但次数并没有很多。其实无论是不是工作日，打电话过来肯定是希望得到我们的解答，我们也会耐心地回答他们所提出的问题，并做好相关的登记工作。

问：您觉得您所在的医养护社区卫生服务中心的服务质量如何？同您所了解的浙江省医养护一体化服务平均水平相比较情况如何？

答：我觉得我们社区服务中心的服务质量还没有达到最好。但与浙江省医养护一体化服务平均水平相比会好一些。

问：您觉得目前医养护社区服务中心有哪些值得提倡的地方？以及有哪些不足的地方？

答：医养护社区服务中心与医疗养老机构的签约人数逐渐增加，加快了新医疗服务体系的建立。但事实上，我们现如今所达到的数量远远不够所制定的目标。这个主要还存在很多方面的问题。例如，部分医疗设备有待完善，我们全科医生综合素质也有待提高。

问：为了更好地提升医养护一体化服务的质量水平您觉得最关键是做好哪些方面的工作？

答：首先政府应该加大宣传力度和政策支持，要让医养护一体化这个新模式得到百姓的认可。其次，我认为各大服务中心、机构应加深对医养护一体化服务的理解，确保该项服务落实到位。另外，我觉得应该加深服务内涵，转变服务模式，使居民与我们全科医生之间形成良好的合作关系。而最重要的莫过于增加全科医生的培训，提升综合素质，让居民可以真正放心就诊。

2.毛医生您好！我们是××的调研者，现在正在做一个关于医养护一体化服务质量水平满意度的调查，希望可以通过访谈向您了解一些这方面的信息。您的回答将有助于我们对医养护一体化服务质量的研究，同时为提升医养护一体化服务质量提供理论依据。访谈时间大概需要二十分钟，请问您现在方便吗？因为我们这个访谈是面对面的形式，为了方便我们信息获取的完整性以及后期资料的整理，您介不介意我们现场录音？本次访谈所有材料仅供研究使用，相关信息以及录音我们会严格保密，绝不会对您的工作、生活产生任何影响。如果没有问题的话，那我们现在开始吧！

问：您在该职位工作多长时间？

答：我在我的工作职位已经工作了5年了。

问：您能给我们介绍一下医养护一体化服务吗？

答：我们可以从字面意思来解释，医养护一体化中的"医"就是指医院，"养"就是指养老，而"护"就是指护理。那么医养护一体化就是将这三者相结合。

问：医疗养老机构的签约程序有哪些？

答：医疗养老机构签约程序大致上和社区卫生服务中心相一致，但受众人群缩小至老年人。主要流程有提供健康相关信息，预约上门服务，执行疾病防治措施，反馈沟通服务情况等。

问：您有遇到过不愿配合、不礼貌的签约老人吗？遇到这样的人，您会如何处理？

答：偶尔会有那么一两个，对于不愿意配合的，我们会多为老人普及相关知识，加强其对医养护一体化的认识，慢慢地改善他们的一些错误想法。同时我们会将一些服务提前展现，让老人感受到这种新模式为我们的生活带来的便利。

问：在非工作日时有签约居民会打电话过来问诊吗？次数多吗？您如何看待这样的情况？

答：会有居民在非工作日进行电话问诊的，次数并没有很多，但无论是不是工作日，我们都会耐心地解答居民的疑惑，因为这是我们应尽的职责。

问：您觉得在您所在的医疗养老机构的服务质量如何？同您所了解的浙江省医养护一体化服务平均水平相比较情况如何？

答：对于我所在的医疗养老机构服务质量相比浙江省医养护一体化服务平均水平还有一定的距离。我们现在都还需不断地加强改善。

问：您觉得目前医疗养老机构有哪些值得提倡的地方？以及有哪些不足的地方？

答：当前医养护社区服务中心与医疗养老机构在居民档案管理与服务质量态度上值得提倡，但是在约定服务方式上还需不断地完善，同时在与居民沟通上应更加密切。

问：为了更好地提升医养护一体化服务的质量水平您觉得最关键是做好哪些方面的工作？

答：首先我觉得各大服务中心、机构应加强医养护一体化的服务意识。其次要多加宣传，最后就是医生与居民之间的联系应该更加密切，只有当医生与居民不断地进行沟通交流，才能在根本上解决居民在医疗上的问题，这点也是提升服务质量的最关键因素。

实地调查掠影

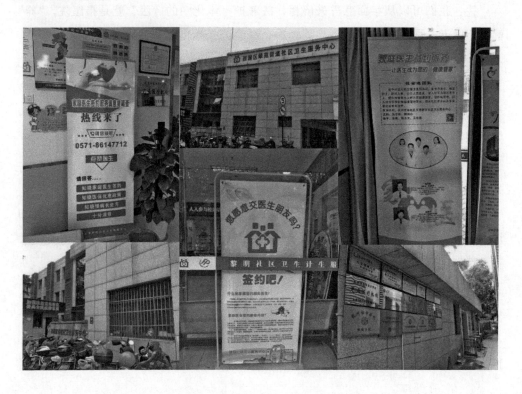

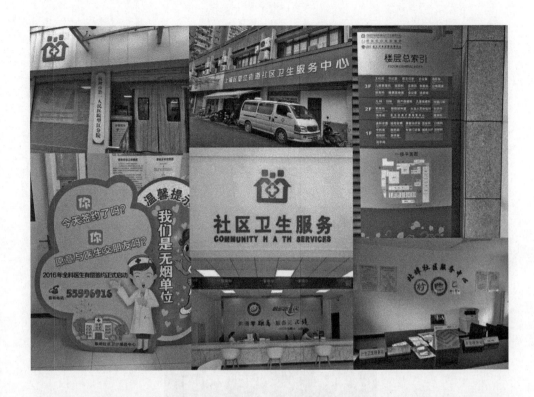

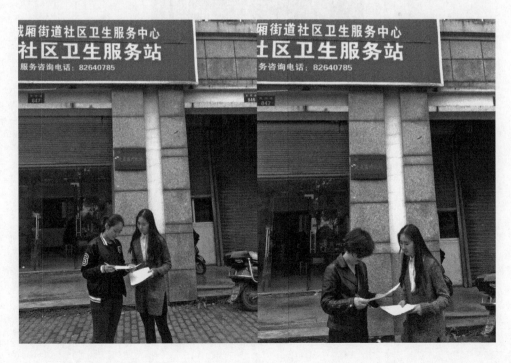

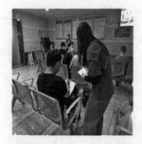
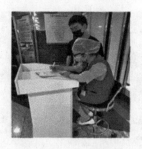
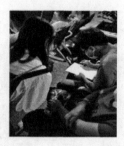

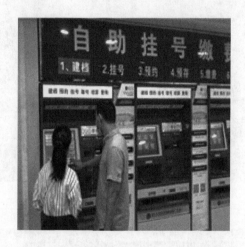

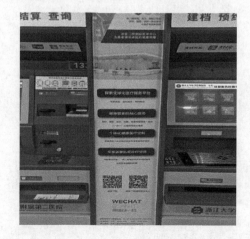

互联网基本医疗服务影响的发展和现状

一、互联网基本医疗的定义

自 2015 年政府报告中"互联网＋"概念的提出，互联网医疗逐渐受到学研各界的高度关注。当前理论界对互联网医疗的定义尚未明确和统一，而是较宽泛地认为其是互联网相关技术在医疗领域的应用。

2015 年 8 月，国家卫计委的孟群主任从"互联网＋医疗健康"的角度对其进行了定义，指以互联网技术为载体，以包括通讯、云计算、物联网、移动技术和大数据等信息技术为传递工具，与传统的医疗健康服务相结合形成的一种新型医疗服务模式。

学者曹艳林将互联网医疗定义为是以互联网医疗平台和智能可穿戴设备为载体，以信息技术为手段实现常规诊疗、健康咨询、辅助诊疗等健康医疗服务。

二、互联网基本医疗诞生和条件

传统医疗的缺陷主要表现在两方面：①医生与患者地位不同。传统的医患模式中，患者处于被动地位，而医生处于主导地位，患者普遍缺乏事前预防的意识。在诊治完成后没有后续的服务，医生不能对患者的病情进行跟踪。②医疗资源分布不均衡。我国医疗资源 80％都集中在城市，而在城市中 80％的资源集中在市级以上大医院。高新技术、先进设备和优秀人才基本集中在大城市大医院，从而导致中西部地区医疗资源的不平衡。

而互联网医疗的出现，可以有效解决这两个问题。它解决了医患关系之间的信息不对称，患者可以通过互联网设备对自身状况进行检测，医生也可及时了解患者的需求与病情。在地域上突破交通工具的距离差，很大程度上方便了医疗诊断。互联网医疗，代表了医疗行业新的发展方向，有利于解决中国医疗资源不平衡和人们日益增加的健康医疗需求之间的矛盾。

条件1.国家出台政策支持互联网医疗的发展

国家相继出台了一系列改革措施，结合"互联网＋"战略，重点解决目前健康医疗存在的突出矛盾，在《国务院关于积极推进"互联网＋"行动的指导意见》（以下简称《意见》）中对医疗健康领域提出了具体的发展目标和要求。

《意见》提出，积极推进"互联网＋"益民服务、养老、社会保障等新兴服务，创新政府服务模式。《意见》要求，推广在线医疗卫生新模式。发展基于互联网的医疗卫生服务，支持第三方机构构建医学影像、健康档案、检验报告、电子病历等医疗信息共享服务平台，逐步建立跨医院的医疗数据共享交换标准体系。积极利用移动互联网提供在线预约诊疗、候诊提醒、划价缴费、诊疗报告查询、药品配送等便捷服务。引导医疗机构面向中小城市和农村地区开展基层检查、上级诊断等远程医疗服务。

条件2.新冠疫情加速互联网医疗推广普及

疫情暴发使得广大群众认识并使用互联网医疗平台，互联网医疗普及度与大众认知大幅提升，推动行业在用户中逐步渗透。依托互联网、大数据、云计算等技术，"互联网＋医疗"迅速实现优质医疗资源在时间和空间上的有效配置；同时，"零接触"的医患互动方式，在减少人群聚集、降低交叉感染风险的疫情防控层面也发挥着巨大作用。

条件3.科技高速发展下的大数据时代赋予了互联网医疗更大的可能性

疫情以来，浙江省依托大数据、互联网、人工智能等信息技术，支撑新冠肺炎疫情趋势研判和精准防控，大力推广免接触的互联网医疗服务。据统计，浙江省新冠肺炎防控公共服务管理平台收集疫情线索逾2000条；驻企医疗服务平台汇集驻企指导员28574人，服务企业近42万家、累计191万人次，实现规上企业和小微园区全覆盖；驻校健康服务平台汇聚驻校指导员11501人，服务学校1.7万所、师生59万人次，实现省内各类学校全覆盖。

大数据是人工智能技术向临床转化的基础和支撑。医疗服务行业大数据的深度挖掘、广泛应用，能够为医疗质量控制、医疗技术管理、诊疗行为规范、合理用药评估、服务流程优化、服务效率提升、医疗资源管理等提供数据支持。由此，患者可获得专业就医指导，实现健康实时监控与评估、疾病预警、慢病筛查等，提高健康管理和家庭保健水平；基层医务人员可以获得实时智能辅助指导，提升规范化医疗能力；专科医师可以借助智慧医疗科技提升工作效率，提高规范化培训质量。

三、互联网基本医疗的发展和历程

自我国互联网医疗诞生以来，迄今已有二十余年发展历史，其发展历程主要可以归结为以下几个阶段（附录图 4-1）。

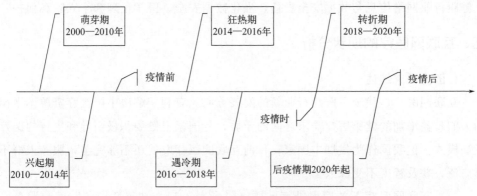

附录图 4-1　互联网基本医疗发展历程阶段图

（1）萌芽期（2000—2010 年）　2000 年丁香园等网站上线，代表互联网医疗行业的兴起；之后十年，寻医问药等企业的陆续成立开启了我国互联网医疗行业发展之路。

（2）兴起期（2010—2014 年）　在智能手机的普及和移动互联网技术驱动下，互联网医疗进一步发展。一些明星企业开始创立，如 2011 年成立的春雨医生。

（3）狂热期（2014—2016 年）　2014 年在资本的推动下，随着"双创"概念的出现，互联网医疗开始迅猛发展。2015 年，国务院、卫健委等部门陆续发布互联网医疗的大政方针，如 2015 年发布《国务院关于积极推进"互联网"＋行动的指导意见》。

（4）遇冷期（2016—2018 年）　2016 年政策有所转向，商业模式始终难以落地，资本对互联网医疗的投资热度逐步趋于理性的同时，国家政策支持力度也有所降低。基于此，纯互联网平台企业发展受阻，整体行业发展较为缓慢。

（5）转折期（2018—2020 年）　国务院办公厅于 2018 年发布的《关于促进"互联网＋医疗健康"发展的意见》（国办发〔2018〕26 号），互联网医疗的行业地位得以确立。本次新冠疫情中，互联网医疗的优势被进一步挖掘，卫健委连发两文推动互联网医疗的加速应用，政策利好促进行业迎来发展。

（6）后疫情期（2020 年起）　国家卫生健康委规划发展与信息化司司长毛群安表示，在后疫情时代，互联网医疗：第一，进一步巩固拓展战"疫"成果，提升群众获得感；第二，进一步推动线上线下融合，重视培养打造多种形式的互联网医疗力量，为患者提供全流程连续服务；第三，进一步支持鼓励试点创新，基于鼓励创新、包容审慎的原则，支持各省（区、市）特别是 11 个"互联网＋医疗健康"示范省的建设；第四，进一步规范加强监管服务，以完善标准体系、规范数据收集、加强网络安全等为重点，提升互联网医疗和医学人工智能服务监管能力，推动落实卫生健康行业网络信息与数据安全责任，强化数据安全、医学伦理和个人隐私保护。

四、互联网医疗的现状分析

1. 国内研究综述

互联网医疗，代表了医疗行业新的发展方向，有利于解决中国医疗资源不平衡和人们日益增加的健康医疗需求之间的矛盾，是国家卫健委积极引导和支持的医疗发展模式。但我国作为发展中国家，目前互联网医疗发展还不够完善，服务人群不够广泛，普及程度不受深入。

（1）互联网医疗下的医保结算问题（附录表 4-1） "互联网＋"医疗服务是互联网技术和理念在医疗服务行业中的应用和尝试，是解决医疗资源供给不平衡不充分、推动优质医疗资源下沉、解决民众看病难问题的重要举措。近年来，我国一些省市对此积极探索，形成了一系列在线服务项目，使得身处偏远和医疗资源稀缺地区的患者也有机会享受到大城市的优质医疗资源。但由于许多服务项目至今未能纳入医保支付范围，"互联网＋"医疗服务的普及与推进工作并未得到很好开展，而且在一定程度上影响或制约了行业的后续发展。

附录表 4-1　互联网医疗下的医保结算问题

代表人物	主要观点
蔺雪钰　李吉人（2021）	由于医保支付范围价格难以公平实行、医保支付管理尚需规范、信息共享困难、医保支付待遇存在区域性差异等问题严重制约了"互联网＋"医疗服务发展。基于此，提出以下建议：稳步拓宽支付范围，合理比照线下定价；强化慢病医保支付管理，提高基金使用效率；建设电子信息共享平台，加快数据交流共享；加快推进医保政策标准化工作，逐步提高医保统筹层次
徐伟（2020）	未来医保支付政策将持续改进和完善，诸如跨医保统筹地区的互联网医疗医保支付制度，以及不同参保类型的职工、居民和门诊、住院医保结算制度优化
阿曾（2020）	互联网医疗实现医保支付，要解决三个维度的核心问题：一是支付对象，二是支付药品类型或支付医疗服务类型，三是支付政策的差异
张国栋（2020）	医保定点医疗机构提供符合规定的"互联网＋"医疗复诊服务，按照公立医院普通门诊诊察类项目价格收费和支付，发生的药品费用比照线下医保规定的支付标准和政策支付。同时，优先保障门诊慢特病等复诊续方需求，要求各地逐步扩大医保对常见病、慢性病"互联网＋"医疗服务支付的范围等

（2）互联网医疗下的信息安全问题（附录表4-2）　互联网医疗不仅提升了医疗体系效率，促进了医患生态修复，也为应对当下医疗困境指明了方向。然而，互联网医疗的飞速发展也给患者的医疗健康信息留下安全隐患。互联网时代，患者的健康信息几乎可以全程以电子化的途径进行采集、记录、传输和存储，在显著提高效率的同时，也不可避免地增加了个人健康医疗信息被泄露的途径和风险。

附录表 4-2　互联网医疗下的信息安全问题

代表人物	主要观点
胡建平　高小飞 （2018）	建立一个统一的安全与监管平台,用以解决移动互联网医院的身份认证、机密性、抗抵赖、可审计等安全问题。平台使用成熟的数字证书体系以及 SSL VPN 协议作为技术基础,结合医院应用现状,设计新的安全保障体系和移动互联网医院安全流程,使用安全中间件和客户端控件相结合的方式打造安全环境,并辅以数据收集和监控体系。
姜天骄 （2020）	首先,在提供互联网医疗服务或医院线上服务过程中,应该建立并完善责任可追溯的信息安全管理制度,从理念和机制上规范互联网医疗安全。其次,在医疗大数据形成过程中,要做好漏洞设防与制度管控。从技术层面提升信息安全能力,不断完善信息安全攻防、分级保护等技术手段。

（3）互联网医疗下的监管问题（附录表4-3）　我国作为发展中国家，医疗行业未完全开放，与国外发达国家相比，市场化程度较低，很多医疗单位不愿向社会公开本院的医生及病患信息。由于医疗行业的发展环境不够规范，相关法律法规也尚未将互联网医疗纳入统筹规划当中，医生借助 APP 向患者提供在线诊断是否涉嫌院外行医也尚无定论，这些种种都对互联网医疗的发展构成了一定的影响。

附录表 4-3　互联网医疗下的监管问题

代表人物	主要观点
胡国平　陈建华 （2021）	医疗质量监管存在系统数据契合度低、数据抓取功能差、执业准入管理松散、电子处方及云病历界缺乏监察等问题,可通过设置信息监管部门集中整治,建立行业标准、专人专管,实现"智慧"监管
黄伟红 （2021）	首先,要明确监管主体和目标对象。第一类是公立实体医院的互联网化;第二类是互联网企业的实体化;未来预计会产生第三类,即以实体医院为依托融合企业优势,达到第一类和第二类融合发展。其次,要明确监管主要矛盾。要打破医院与医院之间的信息服务壁垒

（4）互联网医疗下的服务体系（附录表4-4）　2018 年 4 月国务院办公厅发布的《关于促进"互联网＋医疗健康"发展的意见》就医疗联合体在促进"互联网＋医疗健康"中所需要努力的方向给予了明确指示，医疗联合体要积极运用互联网技术，加快实现医疗资源上下贯通、信息互通共享、业务高效协同，便捷开展预约诊疗、双向转诊、远程医疗等服务，推进"基层检查、上级诊断"，推动构建分级有

序的分级诊疗格局。

附录表 4-4　互联网医疗下的服务体系

代表人物	主要观点
陈廷寅　胡建中 （2020）	运用"互联网＋医疗健康"技术，建设信息传输交互、临床业务和运营管理等核心体系，夯实信息基础，深化预约诊疗、医保结算和药事管理等应用，探索区域协同、远程医疗和全病程管理等服务模式的落地。以达到构建医院"互联网＋医疗健康"的智慧服务体系，推动医疗信息化便民惠民工程向更加智慧、更加深入和更高水平发展的目的
游静　罗慧英 （2020）	剖析区块链特征和"互联网＋医疗健康"服务体系的特征，分析二者的一致性，将区块链特征融入"互联网＋医疗健康"服务体系中的药品信息追溯、医疗废弃物回收、智能导医、大数据辅助诊疗、身份验证与档案管理关键业务流程。构建区块链技术支撑下的去中心化"互联网＋医疗健康"服务体系，明晰关键业务流程

2. 国外研究综述

互联网医疗技术在国外发达国家被广泛应用。以美国为例，ActiveHealth Management 建立了一套基于云计算的医疗管理协作体系，将电子病历系统、医院管理信息系统、检验信息系统、医学影像存档与通信系统等原本独立分散的医疗信息平台进行整合，为医护人员提供统一方便的信息访问环境。

（1）互联网医疗应用的观点（附录表 4-5）　国外互联网医疗发达地区以美国为主，发挥大医院的优势，带头发展互联网医疗技术；并通过远程医疗技术，与实时操作的医疗团队结合，为未来的跨学科移动医疗团队发展提供信息。

附录表 4-5　互联网医疗应用的观点

代表人物	主要观点
Lin Wang　Ruiying Huang （2020）	应用"互联网＋护理服务"模式为患者服务，既能满足居家患者的医疗需求，又能有效缓解医院治疗的压力。此外，它还通过减少群众集会的工作人员数量来降低交叉感染。此外，他还通过减少群众集会的工作人员数量来降低交叉感染风险，这在控制和预防新型冠状病毒肺炎预防中起着至关重要的作用
Erica R. Appleman Maureen K. O'Connor （2020）	通过将远程医疗技术与实时操作的跨学科医疗团队相结合，可以为未来跨学科移动医疗团队的发展提供信息。患者和临床医生都报告了多项指标的高水平满意度，包括访问质量和积极的间接指标的有效性明显从定性数据
MEICI （2018）	加大正面宣传和推广，建立政府主导的多部门协调机制，推动优惠政策吸引人才，创新以来层级机制，建立机械化信息系统。利用高效、易于整合的网络，实施"互联网＋医疗 & 支持"平台
Bai Hong　Liu Libing （2018）	"互联网＋"医疗模式同时促进了医疗行业和金融行业的发展，使得医护人员的再利用。"互联网＋"的使用可以大大缓解信息不对称问题，发挥主导作用的大型医院，提高医疗资源的准确性和效率，减少资源的浪费

（2）关于保护互联网医疗的技术（附录表 4-6）　互联网医疗的发展，无疑给人们的保健、就诊带来了便利。但无疑也让另一个问题浮出水面，这就是公民个人

医疗、健康信息的安全和隐私保护问题。

附录表 4-6　关于保护互联网医疗的技术

代表人物	技术	主要观点
Huang Haiping Zhupeng （2020）	区块链 代理 re-encryption 技术 PBFT 算法	以一种基于区块链的隐私保护方案,实现涉及患者、研究机构和半可信云服务器的多个实体之间的医疗数据安全共享。同时,实现病人和研究机构之间的数据可用性和一致性。然后采用代理 re-encryption 技术确保研究机构可以对中介密文进行解密。此外,对患者与研究机构之间的交易执行基于 PBFT 算法的分布式共识
Manna Dai Gao Xiao（2020）	ZigBee 无线传感器网络 AES 加密算法	通过 ZigBee 无线传感器网络,将各种医疗传感器采集到的生理参数发送到智能医疗系统,保证了数据传输的准确性。采用改进的空间矢量模型对上传的数据进行处理,在数据传输过程中采用 AES 加密算法,保证了数据传输的安全性
Jiafeng Hua Guozhen Shi（2020）	CAMPS	一种有效的、具有保序性的医学初级诊断框架（CAMPS）。在 CAMPS 的框架下,精准的诊断模型以加密的方式外包给云服务器,用户可以在不泄露医疗数据的情况下,及时获得精准的医疗初级诊断服务
Kevin Saunderson	NHS 灾后数据恢复	英国实施沿袭自欧盟的 GDPR 和英国《数据保护法-2018》等严格的数据安全保护法规。还提供了高于标准要求的 NHS 数据安全和保护措施。为应对突发状况,保持业务连续性和灾后数据恢复等程序也必须考虑在内

五、互联网基本医疗的服务内容

互联网＋医疗的核心内容是大数据,是医疗的数字化。当前,以高速、高效、安全为特征的数字医疗,打破了时空的限制,推动了医疗资源的下沉。借助数字医疗的技术创新,增强卫生健康服务的可及性,推进以治病为中心向以人民健康为中心的转变,提供了现实可行的路径。

（1）以互联网为载体和技术手段的健康教育　线上"健康教育",把健康知识送到"家"。通过互联网＋的形式,提供健康科普知识精准教育,普及健康生活方式,提高居民自我健康管理能力和健康素养。

（2）电子健康档案　互联网医疗平台通过整合基本信息、主要疾病和健康问题摘要、主要卫生服务记录等内容建成的电子健康档案,在节约了整体社会资源的同时,也有效保护了老百姓的健康隐私,为智慧服务保驾护航。

（3）在线疾病咨询　在线咨询服务是医生向患者提供有偿的健康、疾病咨询的服务。医生在医通无忧网进行注册并申请成为网络医生后,便可申请在线咨询服务。考虑某些疾病发病快的症状特点,为更快地帮助到疾病患者,专业的医院都开通了网上在线咨询、预约挂号平台，其"专业、准确、耐心、快捷"的医疗在线咨询和网上挂号服务，颇受患者肯定和好评。

（4）电子处方　是指依托网络传输，采用信息技术编程，在诊疗活动中填写药物治疗信息，开具处方，并通过网络传输至药房，经药学专业技术人员审核、调配、核对、计费，并作为药房发药和医疗用药的医疗电子文书。

（5）远程智慧医疗服务　远程医疗服务形式是通过医疗仪器，对患者的身体健康进行检测，然后检测数据通过数据库进行传输，最后呈现在医生的电脑等设备上。这项服务方便医生及时了解患者信息，减少患者现实生活的不便，增强医疗服务的服务质量。另外，还可建立社区健康服务信息综合网，方便患者交流经验，以及了解医疗情况，进行网上咨询，网上预约，网上查询等一体化服务。

附录 **5**

互联网基本医疗的服务质量优化方案

一、针对互联网基本医疗提出问题

　　浙江省不同城市的经济发展水平、文化教育程度以及生活条件均不同，即不同的基本情况使不同城市的社区居民对互联网基本医疗服务了解的程度与需求的考量也存在差异（附录图 5-1）。

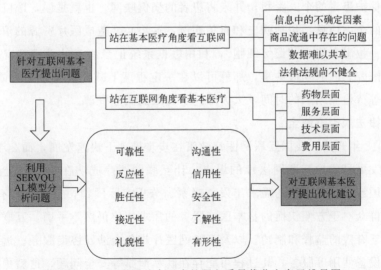

附录图 5-1　互联网基本医疗的服务质量优化方案思维导图

1. 站在基本医疗角度看互联网

① 信息中的不确定因素。

② 用户对于自身情况不明确，或有意隐瞒自身病情。

③ 用户个人隐私的泄露。

④ 用户预约医生与现实不符。

⑤ 医生和用户是否能双向选择。

以上情况都是平时遇到最频繁的事情，这就需要我国在大数据方面严格把控，医生和用户之间也要能做到相互信任以及做到有被信任的品格。

2. 商品流通中存在的问题

（1）流通不便　如果某地区出现商品（药品）短缺的情况，则必要进行商品（药品）流通调拨，医院之间开展线上的商品（药品）调拨时，将会遇到物流这一大难题。医药物流作为一种普通流通货物存在，同时也具有特殊的储存要求，这要求第三方物流的服务能力必须达到较高的标准。根据目前我国第三方物流行业的整体服务水平判断，我国医药商业调拨服务发展还需大力推进。

（2）政策把控　根据新版《药品流通监督管理条例》第二章"药品生产、经营企业购销药品的监督管理"中第八条规定，"药品生产、经营企业不得在经药品监督管理部门核准的地址以外的场所储存或者现货销售药品"，这一项管理条例正说明了我国对药品流通有着严格把控。

3. 数据难以共享

目前国内各医院经常会发生患者在不同医院看病反复挂号、问诊的情况，医院为了有效保护患者的个人隐私，并未将患者的病例联网。也就是说，医院之间难以共享患者的个人信息，包括病史和有关病例，这势必会造成医疗资源的浪费。如果可以为每一位患者建立"记忆细胞"，利用数据系统记录患者的健康状况，并且实现数据在医院之间的互通共享，那就可以在一定程度上减轻医生做出诊断的压力，减少患者等待检测结果的时间，大大节约了有限的医疗资源。

4. 法律法规尚不健全

从 2018 年开始，我国互联网医疗政策在步步推动下快速发展，而 2020 年新冠疫情的暴发更是成为互联网医疗的爆点，让互联网医疗成功在短期内走进大众视野。即使国家从社会大众的需求出发，观察、分析实际国情，持续更新有关政策，但与人民群众对于方便快捷的基本医疗服务的需求相比仍然不平衡，互联网医疗行业仍然缺乏有效的监督和制约。以及互联网医疗难免会涉及咨询服务、远程医疗和移动医疗设备使用等服务，其过程可能存在隐私泄露等安全问题，这就更需要建立一套适用于互联网医疗的隐私保护法律法规，多方面深入辅助互联网医疗的发展。

二、站在互联网角度看基本医疗

1. 药物层面

互联网医疗行业通过连接的方式，并未真正解决药物资源稀缺的问题。多位医疗从业者表示，我国医疗根本性的问题就是药物资源不均衡、供给不足，医生资源稀缺。通过建立连接，只是部分解决了一些不均衡的问题，但医疗资源本身的稀缺性问题依然存在。加上线上开药与传统医院开处方药房直接审核开药不同：在线诊疗支付和开处方，药品由医药企业仓库直接发货配货上门，医院无法对开出去的药全程监管，一旦药品有问题，责任谁承担。

面对这种情况，运用"互联网＋"技术可以提高互联网诊疗和线上药品配送水平，保障疫情期间慢病患者的持续治疗，最大限度地减少患者到医院就诊的交叉感染概率，保障患者治疗安全。

2. 服务层面

在后疫情时代，"互联网＋医疗健康"服务体系中发挥了重要作用，从发热门诊患者监控到大数据分析，都离不开5G技术的身影。然而，医院在疫情期间的"互联网＋医疗健康"服务体系的构建存在很大的困难，具体体现在难以实现各个医疗机构间的跨院医疗信息共享。由于各个医院电子病历系统不同、接口标准不统一，以及对于信息安全的考虑等问题，院际间难以实现跨院的信息资源共享，这就为疫情期间患者转诊救治造成了一定的困难。转诊患者往往需要携带自身纸质病历前往救治，然而纸质病历存在检查画质不清晰、无法动态显示、存在部分信息缺失的风险等缺点。患者来院后需要花费大量时间重新预约检查项目，浪费医疗资源以及患者救治时间。同时，医生无法浏览患者全部历史病程信息，只能根据患者口头回忆做出决策判断，存在回忆误差误诊情况。

如果可以由相关部门牵头统一建设区域内的系统，满足区域内医院患者信息上传、共享的需求，做到患者未到，医生已经对患者信息进行了初步检查判断的效果，就可以有效避免患者重复性检查。对于必要的复查项目，可以做到提前预约，节省患者排队等候时间，进一步提升医院便捷化服务。

3. 技术层面

基于《关于促进"互联网＋医疗健康"发展的指导意见》：部分常见病、慢性病复诊可以在线上进行。但是相对于线下复诊，患者表示线上复诊需出具三个月内在同一家医院的线下就诊记录，而现实中就诊记录往往不是超时就是前一次诊疗不在同一家医院，因此大部分患者选择到医院的简易门诊采取线下复诊。并且通过采访，医生表示互联网医院之所以遇冷，除了线上复诊门槛让患者觉得不便外，也和医院本身推广积极性不高并且没有人手来全职负责互联网医疗部门。对于药事管理部门医生认为现有的在线复诊药品派送的规则上，存在不太明确地带，无法追溯药品流出方向。此外互联网医院网上的耗时是线下的数倍，还对评职称没有帮助，因此很难激发医生参与的积极性。

通过允许医生多点执业，以此弥补基层医院技术薄弱的问题，改善医疗资源分配不均。对基层医院来说，可以更多地邀请专家前来诊疗，在现场教学中提高本院的医疗技术水平；对老百姓来说，不再奔波到大医院就能挂到专家号，可以解决看病难、看病贵问题；对医师来说，合理的流动能促使医务人员钻研业务，提升医疗技术水平，并凭借医术获取合理报酬。

通过互联网医疗平台，扩大新医生的知名度，增加新医生挂号量。平台通过培养新兴互联网医生，不仅有利于推广线上问诊，还解决了专家号难挂的现象，缓解挂号难题。

4. 费用层面

新冠疫情加快了互联网医疗服务的发展，医保将符合条件的互联网医疗服务纳入支付范围，体现了医保顺应时代发展和新服务业态变革，积极拥抱新技术。但同样也面临着医保资源滥用、医疗服务行为监管、患者服务质量和收付费规范等政策风险。

此时，不妨依托实体医院，加强互联网医保服务的协议管理和医保医师制管理，防范医保资源滥用和不合理诊疗行为风险。一方面，将医疗质量、费用总控、诊疗规范等纳入医保协议，加强互联网医保服务定点医疗机构和药店的协议管理，并建立相应的服务考核与退出机制；另一方面，建立互联网医保服务的医保责任医师制，与医保医师签订在线合理诊断、合理用药等服务协议，规范其在线诊疗行为。

加强互联网医保服务的"事前—事中—事后"全过程监管。事前阶段，加强医院和医生资质、网络平台安全、患者信息等方面的合规性、真实性、安全性监管；事中阶段，强化问诊过程、合规医嘱、处方流转、药物配送等过程可追溯性监管；事后阶段，加强电子病历、医疗质量、费用控制、患者满意度等服务结果管理。

三、利用 SERVQUAL 模型分析问题

本项目运用 SERVQUAL 模型和顾客价值理论对居民的服务需求进行分析，并对服务指标的需求度和满意度进行排序，找出对服务质量影响的指标因素。

下面我们分别从 SERVQUAL 模型的十个维度（可靠性、响应性、胜任性、接近性、礼貌性、沟通性、信用性、安全性、了解性和有形性）来阐述 SERVQUAL 模型的分析结论。

1. 可靠性：人员和设备可靠性低、签约服务与就诊时间问题

从互联网基本医疗和互联网医疗的公信度来看，可靠度较低；从签约服务中可以看出使用居民和未使用居民的服务差异不大，导致互联网医疗的优势减弱，在一

定程度上给互联网基本医疗服务发展造成阻碍；社区居民对就诊时间问题普遍不太满意。而从双向转诊服务的服务质量来看，满意差距很小，可见双向转诊服务作为影响互联网基本医疗服务的影响因素之一，已经基本满足居民的需求。

2. 反应性：社会志愿者队伍长期参与

根据满意度差距可知，社会志愿者队伍在互联网基本医疗服务中参与度能够满足居民对服务的需求，为互联网基本医疗提供了服务帮助，减轻了服务中心的医疗压力，同时增强了社区居民的满意度。

3. 胜任性：全科医生培训方面存在不足

包括"全科医生的培训""上门问诊和定点治疗结合"两项服务指标。全科医生定点治疗与上门问诊服务基本达居民满意的程度，但从全科医生是否能够胜任互联网医疗服务问题中可以看出，当前全科医生培训方面存在不足。

4. 接近性：接近性水平较高，但存在家庭医疗设备的操作问题

"全科医生的关怀度"在接近性中最受社区居民关注，该项服务是接近性最突出的服务评价指标，并且浙江省整体的社区卫生服务人员和互联网基本医疗的卫生形象是达到期望值的，但同时数据也显示家庭医疗设备操作并不容易。

5. 礼貌性：服务人员的礼貌性有待加强

互联网基本医疗的礼貌需求很高，但就医时，发觉此项因素的服务体验较差。

6. 沟通性：服务人员与患者沟通引导过程时的态度问题

互联网基本医疗的人员素质、对患者的热情程度上仍有较大的提升空间。

7. 信用性：服务人员可信赖程度不高

信用性包括"服务人员的可信赖度"和"全科医生的时间调度"，其中居民对后者较为认可。由数据可知服务人员是可信赖的，但可信赖程度不高，其中，不乏服务人员专业技能不过关或者对社区居民的了解不充分的原因。

8. 安全性：卫生健康网站服务功能待优化，需推出全新优惠项目

安全性以"医疗设备质量"为代表。可见医疗设备是否安全可靠是社区居民最在意的服务评价指标。整体上看，浙江省社区互联网基本医疗的线下医疗设备还是安全可靠的，但仍有个别地区线下服务地点需提高设备质量；卫生健康网站服务功能需优化；社区居民对互联网基本医疗的新政策感受不一，仍需社区互联网基本医疗进一步推出优惠项目。

9. 了解性：就诊优先级满足服务要求

由分析可知互联网基本医疗的就诊优先级考虑到患者不同的病情情况，在互联网基本医疗服务中设有双向转诊服务，且有预约居民优先转诊的设置。此项服务指标达到了社区居民的满意度，说明该影响因素满足服务要求。

10. 有形性：医药用品配备不齐全、养老医疗专项服务有待加强

"药物器械的种类数量""养老专项服务"均受社区居民所重视，说明社区居民对这两项服务质量的要求较高。数据表明，满意度差距比较大，说明现阶段药品种类与医疗器械配备并不齐全，互联网基本医疗服务也并不尽如人意。

四、对互联网基本医疗提出优化建议

通过以上结论可以看出，浙江省互联网基本医疗服务质量仍有很大的改善空间。因此，如何有效地避免和解决上述问题，切实提高浙江省互联网基本医疗服务质量，推进和谐社会发展，是建设幸福和谐城市过程中亟待解决的问题。根据结论我们提出如下建议（附录图5-2）。

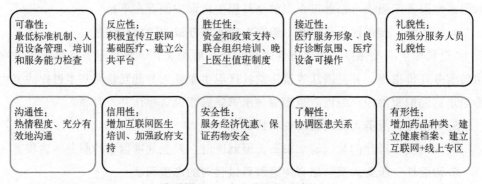

附录图 5-2　十个维度优化建议

1. 针对浙江省社区居民最关注的可靠性指标因素

（1）政府要建立最低标准机制，避免互联网基本医疗线上建立后消极运营。

（2）互联网基本医疗在线下需加强服务中心的人员与设备管理，建立健全的服务中心奖励制度，推动互联网基本医疗的建设；加强医疗人员的专业培训和服务能力，定期对医疗人员的工作质量进行评估；对医疗设备定期检查，不使用落后的或者测量结果有误的医疗设备。

（3）综合医院需保持互相的定期沟通，提高信息的更新明确程度。共同做好患者的思想工作，促使转诊服务更完善，使得患者能够在互联网基本医疗得到合适的监管和康复。

（4）社区居民应理解互联网基本医疗服务人员的工作，做好个人时间安排，避免就医时间发生冲突。

2. 针对反应性指标因素

（1）各政府应积极配合互联网基本医疗，从传统媒体与新媒体多渠道积极宣传互联网基本医疗服务，引起社会公众的关注。

（2）建立公共平台，方便社会志愿队伍了解服务社区居民。

（3）互联网基本医疗要确保居民信息不被泄露。

3. 针对胜任性指标因素

（1）各互联网基本医疗联合组织培训，政府提供资金和政策支持，为全科医生培训提供更好的平台和设施。

（2）互联网基本医疗建立完善的医生值班制度，结合全科医生上门服务的特殊性进行排班。确保全科医生出诊时，互联网基本医疗仍有医生值班。合理调配全科医生的时间，避免医患时间冲突，无人定点治疗等服务漏洞出现。

4. 针对接近性指标因素

（1）医疗事业单位应保证事业单位的卫生形象良好，要求医疗服务人员服装统一、整洁。保持卫生整洁的服务环境，确保医疗服务形象。

（2）社区居民营造良好的家庭病床氛围，使患者减少心理压力，对病情康复提供帮助。

（3）综合医院应根据患者家庭成员可操作的医疗仪器设备，选择简单的医疗设备投入家庭病房的使用。

社区服务中心要关注全科医生的心理状态，减轻全科医生的心理压力。医疗行业中，医生的心理压力大，其情绪也间接影响到治疗的效果。

（4）全科医生应提高自身职业素养，对每个患者负责，对自己的职业负责。

5. 针对礼貌性指标因素

（1）互联网基本医疗相关负责人应在日常工作中对不礼貌的行为作出批评。

（2）提倡微笑服务，选择文明有礼的服务方式，营造和谐就医氛围，提升医疗服务质量。

6. 针对沟通性指标因素

（1）提升互联网基本医疗服务人员对患者的热情程度。

（2）与患者直接进行充分有效的沟通。

7. 针对信用性指标因素

（1）加强政府对互联网医疗服务的宣传和支持，可选择公共机构文件或传单宣传。

（2）全科医生的荣誉证书、专业证书以及其他可证明其能力的信息能够使其专业性有所体现，互联网基本医疗可以通过对所属的全科医生的能力介绍提高信用性。

（3）浙江省可通过培训全科医生，增加互联网医疗服务的全科医生数量来减少单个全科医生的工作压力。

8. 针对安全性指标因素

（1）经济方面，政府可在互联网医疗发展前期对互联网基本医疗提供经济奖励，同时互联网基本医疗应加强与各医院的联系，推出互联网医疗服务经济优惠政策。

（2）互联网基本医疗机构可通过互联网服务人才建立卫生健康网站，在所服务的社区居民中推广卫生服务。电子信息网站的建立有利于全科医生更好地管理签约居民的档案，加强信息安全，减少因遗失、损坏等情况导致的档案破坏。

（3）互联网基本医疗的线下医疗设备应定期清洗，保证医疗仪器的清洁，避免因设备卫生隐患引起细菌滋生，影响患者的身体健康。

9. 针对了解性指标因素

（1）互联网基本医疗应该充分了解各医院所能够治疗的疾病，对于能力范围外的特殊病症应及时进行转诊，避免耽误患者的最佳治疗时间。对于能力范围内的医疗服务，要结合时间与病情严重程度合理治疗。

（2）全科医生须加强与签约居民们的联系，在第一时间能够做出准确的判断，在不耽误患者治疗的情况下，协调好居民与自己的医患关系。

10. 针对有形性指标因素

互联网基本医疗线下各医疗点应配备充足的应对日常感冒、发热等症状的药物。不仅需要配备治疗基本疾病的药物，还应配备烧伤等突发情况的应急药品和疾病康复阶段所需的药品，尽可能针对自身互联网基本医疗线下医疗点所能治疗的疾病用药和所需的医疗器械做好准备。多储备能治疗疾病的药物，增加康复期所需的药品种类。